刮痧治病一身轻

主　编◎杨继红
副主编◎陶　坤　刘雪莲

U0232648

山西出版传媒集团　山西科学技术出版社

自序

结缘刮痧15年，自己受益，亲朋受益，十几年家庭都不用备一粒药，这感觉轻松而自在！

因而有了无痛刮痧技法的诞生，要有效更要舒适，这体味舒爽而美妙。

从事刮痧事业15年，上万人因我而认识刮痧，受益刮痧，这路程真实而有价值。

因而积聚了一批批刮痧匠人，在中医发展的历史长河中，传承刮痧并一起去探寻发展。

本书是我主编刮痧教程的第2本，通过总结多年临床案例经验，根据现代人亟待解决的普遍健康问题，我在前本书的基础上，对病症分类、逻辑排序以及图示图解都做了不同程度的更新，也加入了我本人更多的思考，以更简洁的图文和问答的形式，呈现给广大读者。这些改变就是为了能让更多人轻松了解刮痧原理，快速掌握刮痧技巧，如常见的感冒、鼻炎、头痛、失眠、关节炎、小儿湿疹等实用的刮痧小妙招，一学就会，一用就灵。

中医的历史源远流长，至今还在绽放着它的光彩。刮痧作为古老中医疗法的一种，因为它的简单、安全、便捷和疗效，而越来越被大众认可和使用。

我希望当大家身体不舒服，有疾病需要治疗的时候，这本书可以给予大家帮助。同时希望大家第一时间想到的不是吃药、打针和输液，而是选择刮痧，让自己成为自己的保健医。

传承刮痧，健康温暖千万家！基于我对刮痧治病机制的信服，基于我对刮痧的热爱和使命，刮痧是我愿意终生为之奋斗的事业。

由衷地希望我们每个人，都是家庭的健康使者，让家里的老人健康长寿，让孩子快乐成长，不让疾病剥夺美好的时光。

刮痧的终极目标不仅仅是得到健康，而是能创造幸福、圆满崇高的人生。

目录
CONTENTS

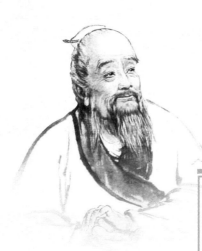

[扁鹊刮痧]

《扁鹊传》中记载：虢太子晕厥，扁鹊使弟子子阳用厉针砥石，以取三阳五会。有间，太子遂苏。这里记载的名医扁鹊令弟子『厉针砥石』，治愈虢国太子晕厥之症，用的就是刮痧疗法。

第1章
刮痧治病一身轻

一 刮痧能治疗哪些病症

　　刮痧疗法，历史悠久，源远流长。这种疗法起源于旧石器时代，经过不断的发展、革新，刮痧疗法发展到现代，治疗病种已不再局限于传统的中暑、感冒等病症，而是广泛拓展到11大类400余种疾病，疗效显著。

如：

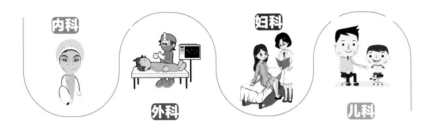

刮痧对 **三大类疾病** 效果立竿见影

第1类
疼痛性疾病
头痛、颈肩、腰腿痛……

第2类
心脑血管病
高血压、冠心病、中风后遗症……

第3类
呼吸系统病
感冒、咳嗽、发烧、哮喘……

刮痧治病一身轻

刮痧多长时间做一次比较好

保健刮痧： 无严格时间限制,采用以自我感觉舒适为原则,可以天天操作。

调理刮痧： 一般建议3~7天一次。在退痧期间,可以补刮,以加强退痧的作用。

刮痧遵循以下注意事项：

1. 根据病人的虚实、寒热、表里、阴阳采取补泻的手法。
2. 不要采用其他的代用品刮痧。
   （如铜钱、瓷器、塑料品、红花油等）

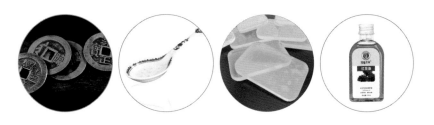

3. 不要面向电风扇刮痧,尽量避风,注意保暖。

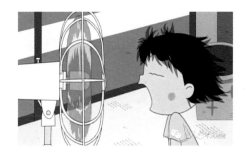

4. 刮痧不必强求出痧。

5. 刮痧操作时朝向一个方向刮,不可来回刮,长度以20厘米为宜。

20厘米

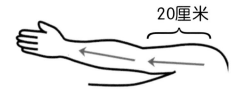

6. 怕疼的人,可先泡热水澡或热敷再刮痧,以减少疼痛。

第**1**章 刮痧治病 一身轻

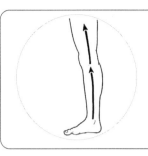

7.下肢静脉曲张、下肢水肿者,有内脏下垂者,宜由下而上补刮或平补平泻。

8.刮痧后,会使汗孔扩张,半小时内不要冲冷水澡,可在2个小时后洗热水澡。

9.刮痧后喝一杯热(温)开水,以补充体内消耗的津液,促进新陈代谢,加速代谢产物的排出。

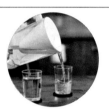

10. 保健刮痧: 保健刮痧可着衣刮拭; 治病出痧,必须使用专用的刮痧油,避免刮破皮肤以防感染。

　　保健刮痧不一定要刮出痧来,从头到足每个部位,每条经脉,都刮拭8~20次,每天3~10分钟,也能达到强身健体、延年益寿的目的。

刮痧能改善气血不足吗

> 经常坚持刮痧，能促进血液循环，改善气血不足的现象。
> 　　刮痧的理论核心为经络学说，凡可以通过经络解决的症状和疾病，相对于针灸、指压、点穴、按摩等方法，刮痧则更是容易办到。并且刮痧的效果不仅仅止于"点"和"线"的部位，更能达到人体外层皮肤的"面"！

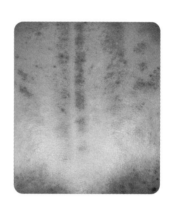

　　刮痧将疾病的形态以"痧"的形式呈现出来，来判断是何种疾病及病情是否严重。

经不断的验证，刮痧的治疗效果有

❶ 镇痛的作用

　　刮痧能镇痛已是不可否认的事实，凡头痛、神经痛、风湿痛、腹痛、胃痛等症，刮痧镇痛效果大多显著，一次治愈者并不罕见。

❷ 调节神经的兴奋与抑制的作用

　　通过刮痧治疗，可以使机能低下、衰弱或麻痹的神经兴奋起来，或使一些因过敏而引起的疼痛、痉挛的神经镇静下来，因此，对于脑溢血引起的半身不遂以及小儿麻痹、神经麻痹等也都有效。

❸ 调气行血,活化细胞的作用

　　刮拭患者肌肤，可作用于血管运动神经，刮痧后血管暂时缩小，继而逐渐扩张，血行显著旺盛。血行旺盛可促进新陈代谢，使病变细胞得到氧气的补充而发生活化反应，既可全面增强人体自身的愈病能力，又可对因血行障碍而产生的种种疾病产生显著疗效。

④ 细胞营养提高的作用

刮痧后，出现明显的充血现象，使这个部位的营养加强，新陈代谢旺盛，细胞恢复活力，例如秃头病，运用刮痧可使毛发重生；白发的人，经常刮拭，可使其周围出现黑发，已是屡见不鲜的事实。

⑤ 加强吸收功能的作用

刮痧可补充细胞的营养和氧气，使组织的吸收能力旺盛，胃肠的吸收能力好了，则全部营养吸收转好，也可促进吸收病理产物，如对胸膜、腹膜的渗出物及水肿、炎症等，跌打损伤引起皮下出血、脑出血、眼底出血等的吸收也可加快。

⑥ 调整各种分泌腺机能的作用

体内各种分泌腺有病时，刮痧可以起调整作用，纠正其过与不足之处。例如慢性的胃肠病患者，往往是胃肠消化液不足，刮痧可以促进消化液的分泌，使消化好转，对胃酸过多症则可适当地加以抑制。此外，对于唾液腺、胆汁也起同样的调整作用。对副肾、睾丸、卵巢、甲状腺、胰腺等内分泌腺的分泌可以起调节作用。刮痧对糖尿病疗效卓著，就是可使胰腺内分泌转好的明证。刮痧治疗不孕症、月经异常、更年期障碍、精力减退的机理，是作用于睾丸、卵巢，使得男性激素、女性激素的分泌增加。

⑦ 增强免疫力的作用

刮痧之后，痧色逐渐变浅，直至最后消失。痧的消失不是毒素被身体简单地再吸收了。痧是渗出于血脉之外，存在于组织之间、皮肤之下的离经之血，它们被具有免疫功能的淋巴细胞及血液中的吞噬细胞识别，而后将其化解，通过呼吸、汗液、二便等途径排出体外。

经常采用刮痧疗法，使体内"清道夫"的排异能力增强，可加强人体自身的愈病能力，使全身的生理机能旺盛，有病祛病，无病强身。

四 刮痧板怎么拿能够效果好

> 刮痧是简单、有效、便捷的中医自然疗法，掌握正确的持板方法，会让患者立即缓解症状，也会让施术者自我强身。

第一种：自我养心握板方法

1.板角顶住劳宫穴，形成第一个支撑点。这种方法可以把全身的力压在板上，同时起到养护心脏的作用。

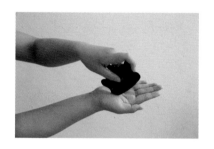 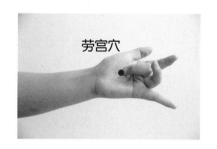

2.第二个支撑点在大拇指。大拇指尽量靠近板后1/3，整个指腹贴板。

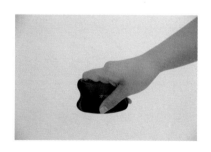

3.第三个支撑点：中指、无名指和小指，在板的后1/3处，指腹贴于刮痧板上。

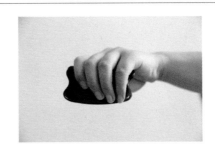

第二种：阴阳平衡法

握板方法：
中指夹住刮痧板两侧，卡在刮板两侧的凹陷处，这种方法可以推刮和搂刮。比如刮痧后重点加强局部时使用。

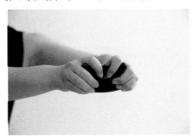 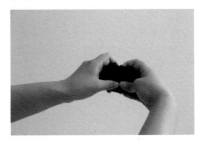

刮痧的角度、接触面：与皮肤成45度角，板的前或后1/3接触皮肤。（45~75度的角度渗透力最强）

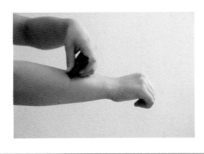 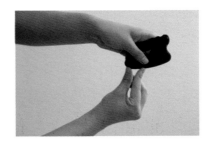

注：刮痧时所有手指都不用力，起到稳定刮板的作用即可。

如何操作，才能做到刮痧无痛

刮痧作为一种保健养生的方法，力度以身体感觉酸、胀、微痛即可，不建议大力度；并且也不以出痧的多少来计量刮痧的效果，力度过大会造成精神紧张，反而会影响保健效果。

刮痧依据力度分为三种操作手法

❶ 补法

刮痧的力度小,速度慢。一般每个部位刮拭21板,皮肤微微发红有热感即可。

补法适合于年老体弱、面色苍白的人和术后患者的康复调理。

❷ 泻法

刮痧的力度大，速度快。

泻法适合于体质强壮，面红耳赤，邪气有余的实证的人或急救的患者。

常用于急热、高血压、上火等。

❸ 平补平泻

刮痧的力度大,速度慢,或刮痧的力度小,速度快。平补平泻法适用于体质中等的人,是平时亚健康调理出痧的刮拭手法。一呼一吸,即为刮痧的一个来回,是非常舒适的养生刮痧手法。

六 刮痧效果好还是拔罐效果好

　　刮痧和拔罐都是中医外调方法，两种疗法各有优势，配合使用效果更好。

　　刮痧是以"痧"的形式直接把堆积在我们血液中、血管壁上的代谢产物，也就是"毒素、垃圾"逼出来，使血流顺畅；身体各个器官、组织、细胞都得到充分的营养供应，因此刮痧疏通经络效果比拔罐更好、更细致。

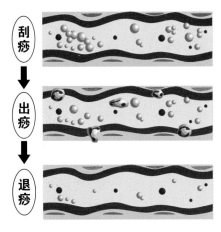

血管壁皮肤通透性增强，毒素被分解。

毒素外排，形成"痧"；血液流量增加，免疫细胞被激活，进一步分解毒素。

免疫细胞将毒素彻底清除，血液流量增加。

　　拔罐聚焦作用于特定穴位，对抗一些因风寒表证、寒湿凝滞引起的疼痛，效果显著。

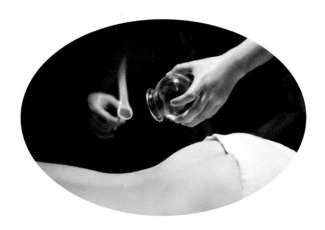

　　俗话说"刮痧+拔罐，病痛去一半"，两种方法结合在一起使用，对很多疾病都有很好的调理效果。

七 体质虚弱的人还能不能刮痧

刮痧属于中医外治疗法的范围，对于人群没有严格的限制，一般亚健康人群都可以将刮痧作为一种养生保健的方法。掌握以下禁忌证，就可以放心操作：

1 妇女经期、妊娠期腹部、腰骶部禁刮(痛经、闭经除外）。

2 小儿囟门未闭合禁刮。

3 皮肤有感染、疖疮、溃疡、瘢痕部位禁刮,手术的瘢痕处在2个月后方可进行局部刮痧。

4 恶性肿瘤术后疤痕处和重度水肿禁刮。

5 血小板低下者容易出血、病危的人要谨慎刮拭,以补刮为宜。

6 酗酒或有精神病患者,患病期间禁刮。

7 过饥过饱、过度疲劳者禁刮。

8 骨折未愈合者禁刮，须待骨折愈合后方可在患部补法刮。

9 严重心脑血管病、肝肾功能不全者慎刮。

八 什么材质的刮痧板好用

水牛角刮痧板

优点是方便，容易携带，柔韧性好，容易保存。

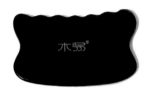

水牛角本身是一味中药，味辛、咸，性寒。辛性具有行气活血、润养经络肌肤的功效；咸性能软坚散结、消炎止痛；寒性能清热解毒，活血化瘀。

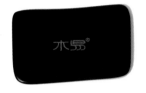

刮痧板一般都是一边厚，一边薄，其薄的一面是解除病痛，涂油刮拭用。厚的一面为不涂油保健刮痧、按摩用。

刮板四个角做角刮和点压用。

砭石、玉石刮痧板

含有多种矿物质和微量元素，可用于美容刮痧。由于其质地坚硬，缺乏弹性，初学者不太好掌握力度，刮起来不舒服。

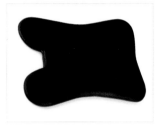 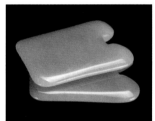

金属类器具

日常也有用，但不建议普及。金属器具有传导属性，而且质地坚硬，初学者不易掌握技法，也会导致不舒服。

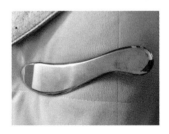

刮痧治病一身轻

刮痧疗法简便、易学，见效快，已被人们广泛使用，经过代代人的实践、提升，已经上升为专业的经络刮痧。

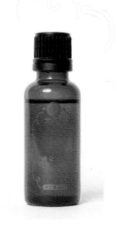

针对于刮痧用油，也建议使用专业的刮痧油，起到润滑的作用。刮痧油内含有的有效成分还能起到促进循环和活血化瘀的效果，增强舒适感和缩短病愈时间。

刮痧属于中医外治疗法范畴，没有副作用。建议使用易吸收的优质精油，这样不会造成堵塞皮肤毛孔现象。

因为身体的皮肤是最大的呼吸器官，皮肤通透性好，有利于身体的代谢和皮肤的滋润光泽。

香油可以作为暂时替代品，不适宜长期使用：一是黏稠度太高，易堵塞毛孔，影响刮痧效果；二是香油不抗盐，刮拭几次后就起不到润滑效果；三是香油里没有活血化瘀的成分，不适宜做排毒刮痧精油的替代品。

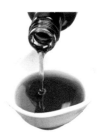

刮痧油鉴别

颜色
油质颜色淡黄色，不添加其他色素。

味道
天然植物本身的味道，不添加香料和防腐剂。

质地
液体自然流动易吸收，不黏衣物。

九 身体刮痧的六种操作手法

1.面刮法

适用于身体比较平坦部位的经络和穴位。刮拭时用刮板的1/3边缘接触皮肤，刮板向刮拭的方向倾斜，倾斜的角度大小以既能减少患者的疼痛，又使刮拭者便于操作为原则，一般倾斜30度至60度，以45度角应用最为广泛。

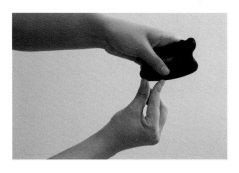

刮痧时向同一方向刮拭，一般12~21板，刮拭长度在20厘米。

2.角刮法

这种刮法多用于面部迎香穴，肩部肩贞穴，胸部中府、云门穴等在关节附近的穴位。

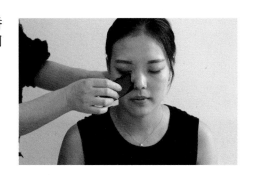

用刮板角部在穴位上，自上而下刮，刮板面与刮拭皮肤呈45度倾斜。

3.点按法

这种手法适用于无骨骼的软组织和骨骼凹陷部位，如人中穴、膝眼穴。

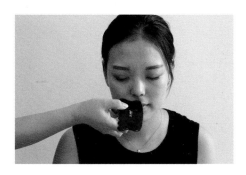

用刮板角与穴位呈90度垂直向下按压，由轻到重，逐渐加大，片刻后猛然抬起，使肌肉复原，多次重复，手法连贯。

4.拍打法

这种手法不建议严重心肾功能不全或体质虚弱的人使用。

用刮板一端的平面或直接以五指和手掌弯曲成弧状，拍打体表部位的经穴。拍打法多在四肢特别是肘窝和腘窝进行，拍打时一定要在拍打部位先涂油。躯干部位禁用拍打法。拍打法可治疗四肢疼痛、麻木及心脏疾病。

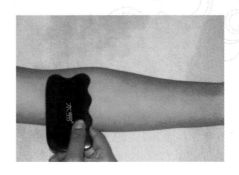

5.揉按法

常用于对脏腑有强壮作用的穴位，如合谷、足三里、内关穴以及第二掌骨、手足全息区、后颈背腰部全息穴区中，疼痛敏感点的治疗。

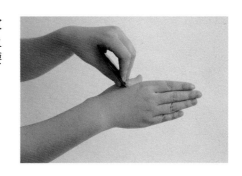

6.厉刮法

用刮板角部与穴区呈90度垂直，刮板始终不离皮肤，并施以一定的压力作短距离前后或左右摩擦。这种手法适用于头顶部。

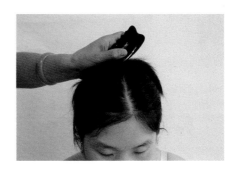

刮痧后，根据个人体质不同，刮拭局部可出现颜色不同、形态不同的痧，皮肤表面呈现鲜红色、紫红色、青紫色及青黑色。痧的形态有散痧朵点、成片状、成块状、水泡状。

刮痧时皮肤表面有明显的发热感觉。大约半小时后，皮肤表面的痧逐渐融合成片，深部包块样痧慢慢消散并逐渐向体表扩散。

1 出痧表面的皮肤在触摸时有疼痛感：

一般刮痧后24~48小时内，这种现象会消失，不必担心，退痧的过程会有些疼痛感。

2 皮肤有的会有虫行般瘙痒的感觉：

体内湿邪较重者或阳气不足者，刮痧后会出现这种现象，可坚持针对性刮痧调理脏腑，改善体质。

3 疲劳多汗：

正常刮痧操作后，心脏功能弱，体质虚弱者或可出现疲劳、多汗现象，休息后可恢复正常。一般刮拭3~5次后，该现象会消失。

这种体质的人群就要避免刮痧手法过重或时间过长。

4 **低烧：**

刮痧后循环加快，自我免疫应激反应过程中会出现体温升高现象，不必惊慌。37.5℃以下身体可自行恢复。

5 **晕刮：**

在治疗刮痧过程中出现的晕厥现象，主要症状有面色苍白、头晕、目眩、大汗淋漓、站立不稳、脉细弱、血压下降等。

(1)晕刮的原因：

a.患者对刮痧缺乏了解,精神过度紧张或对疼痛特别敏感者；

b.空腹、熬夜、过度疲劳者；

c.刮痧手法不当,如体质虚弱、出汗、吐泻过多等虚证采用了泻刮手法的。

（2）处理：

若有以上症状应立即停止原来的刮痧治疗，让患者仰卧，用刮痧板角部点按人中穴，泻刮百会、涌泉、合谷、内关、足三里穴（这6个穴位也称六大强壮穴），刮后很快可以恢复原状。

刮完后喝一杯糖盐水或黑糖生姜茶，休息片刻即可恢复如初。

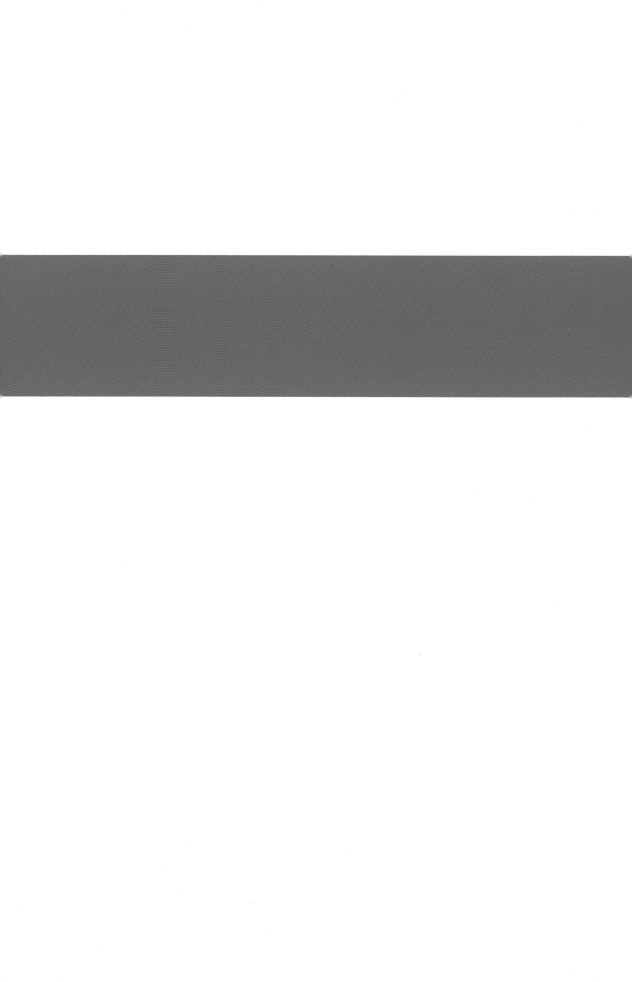

第❷章
5分钟美容刮痧大变脸

面部刮痧十条线　美白淡斑还瘦脸

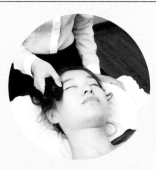

坚持面部保健刮痧，可以疏通面部经络，延缓面部皮肤细胞老化，消除斑皱，使皮肤润泽细腻。皮肤红润、有光泽，那才是健康的美。

头面部运行着身体的经络和各脏腑器官的反射区，经常面部刮痧还可以防治面部多种皮肤病，并能间接调整脏腑功能。

刮痧小神板

　　面部刮痧是从面部中间向两边斜向上刮拭，先刮一侧，再刮拭另一侧。先左后右。

额头刮三线

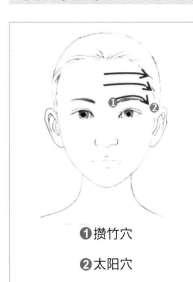

❶攒竹穴

❷太阳穴

第一条线 额头上1/3，从中间刮到发际线，刮拭12板。

第二条线 额头中间，从中间刮到发际线，同样也是刮12板。

第三条线 刮眉骨：先把攒竹穴（缓解眼部疲劳、预防近视）加强3板，然后从攒竹穴刮到太阳穴再到发际线，刮拭12板；到发际线力可稍微加重,可以一手刮拭同时另一只手安抚。

　　注：额头的肌肉比较薄，所以在刮额头时，力度稍轻，以感到酸痛即可。

刮痧治病一身轻

眼、耳、鼻刮四线

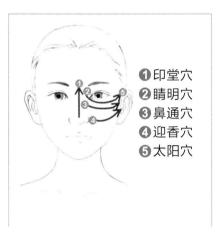

① 印堂穴
② 睛明穴
③ 鼻通穴
④ 迎香穴
⑤ 太阳穴

第四条线 刮鼻子：从鼻尖刮到两眉中间印堂穴，刮拭12板，到印堂穴的时候可稍稍用力，感到酸痛为宜。

第五条线 刮眼睛：从睛明穴刮到太阳穴，刮拭12板。先重点刺激睛明穴3板。手法要轻柔，自上提起。

第六条线 从鼻通穴刮到耳前，刮拭12板。先重点刺激鼻通穴3板；颧骨这个部位比较敏感，力度一定要放轻。

第七条线 从迎香穴刮到耳前，刮拭12板。先重点刺激迎香穴3板。

提升法令纹 刮三线

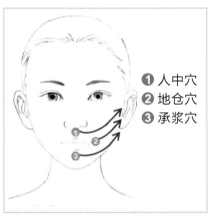

① 人中穴
② 地仓穴
③ 承浆穴

第八条线 从人中穴刮到耳前缘，先重点刺激人中穴3板，重点向上提升苹果肌。

第九条线 从嘴唇两侧地仓穴刮到耳前缘，先重点刺激地仓穴3板。

第十条线 从承浆穴刮到耳前缘，先重点刺激承浆穴3板，刮板向上提拉。

最后，可以双手交替向上提拉安抚，刮完一侧，再刮拭另外一侧。

神奇精油小贴士

美白淡斑：柠檬　玫瑰
抗衰祛皱：乳香　檀香
紧致提升：迷迭香　天竺葵
可在刮痧、按摩时滴入单方精油各2滴，
或者滴到护肤水、保湿乳中。

一板在手 战"痘"到底

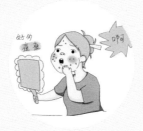

多种因素会导致痤疮皮肤，如长期使用激素、内分泌失调等。如发生感染可形成脓包，痤愈后可留下瘢痕性疙瘩及色素沉着。

痤疮是青春期常见的一种慢性毛囊皮脂腺炎症性皮肤病，表现为面部、上胸部、背部、肩部等皮脂腺丰富的部位，呈丘疹样皮损。

刮痧小神板

第一步 面部刮痧

1. 面部9穴清内热

用刮痧板角或指肚点按，以感到酸痛即可。

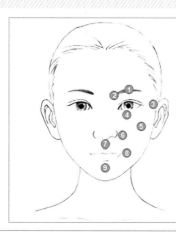

❶ 鱼腰穴
❷ 攒竹穴
❸ 太阳穴
❹ 承泣穴
❺ 颧髎穴
❻ 迎香穴
❼ 人中穴
❽ 地仓穴
❾ 承浆穴

2. 面部水疗10分钟

用薰衣草纯露和洋甘菊纯露各15毫升，滴入2滴茶树精油加2滴檀香精油后调均。

采用拍打法，轻轻拍打面部至纯露充分吸收，用量15毫升，时长3分钟。

3. 消炎补水

在痘痘处点涂茶树精油，然后用一张面膜润湿，敷于面部，把剩余的15毫升纯露用注射器均匀喷洒于面膜上，10分钟后，揭下将润肤乳涂于面部保湿。

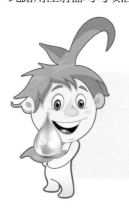

神奇精油小贴士

居家护肤，每日点涂薰衣草、茶树、精油各2滴，防治感染和疤痕的产生。

刮痧治病一身轻

第二步 身体内调

1.背部上焦

先刮督脉： 从大椎穴（泻阳明火毒）刮到骶骨，刮拭12板。

再刮膀胱经： 从大椎穴旁开2指向下刮到髂骨上方，刮拭12板，重点刺激肺俞穴（解表宣肺、疏散湿热）、脾俞穴（利湿升清）。

痘痘严重者可加强对大肠俞穴（调和肠胃）、小肠俞穴（清热利湿）的刺激，先左后右。

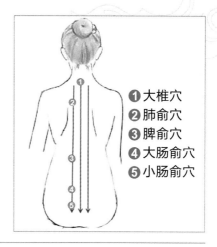

❶ 大椎穴
❷ 肺俞穴
❸ 脾俞穴
❹ 大肠俞穴
❺ 小肠俞穴

2.上肢

刮拭大肠经： 沿上肢外侧前缘从上臂刮到肘关节曲池穴（清热泻火），再从肘关节向下刮到合谷穴（泻阳明火毒），刮拭12板。

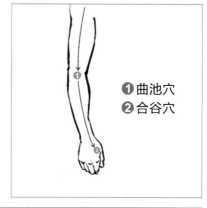

❶ 曲池穴
❷ 合谷穴

3. 下肢

先刮拭胃经： 沿下肢前侧从大腿向下刮到膝关节，再从膝关节刮到脚踝，刮拭12板，重点刺激足三里穴（扶正健脾）、丰隆穴（健脾和胃）。

再刮拭脾经： 沿下肢内侧前缘从脚踝向上刮到膝关节，再从膝关节向上刮到大腿，刮拭12板，重点刺激三阴交穴（健运脾胃）、血海穴（健脾化湿）。

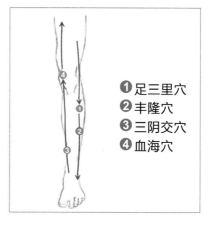

❶ 足三里穴
❷ 丰隆穴
❸ 三阴交穴
❹ 血海穴

注意：面部痘痘皮肤，身体刮痧时采用手法为泻法，每周1～2次，坚持连续刮痧6～8次，直至不出痧，症状消失。

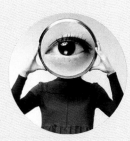

眼睛包含有200万个工作原件，用于维持正常视觉功能。

面部最薄弱的皮肤是眼部周围，平均每天眨眼1万次，容易松弛。

眼睛神经纤维与血管的密度很高，该部位的血液循环较慢，容易感到疲劳。

眼睛是最精密的仪器，也是人体复杂的仪器，是人类在环境下获得正确信息的途径之一。

刮痧小神板

眼部周围肌肉比较少，所以刮痧力度适中，以感到酸痛为宜；刮痧时用刮板的1/3宽度着力。

第一步 刮眉骨

先点刮攒竹穴（缓解视疲劳）3板，然后沿眉骨的弧度，经过太阳穴刮到发际，刮12板。

(1)经常头痛、压力较大的人，太阳穴可以加重力度。

(2)胃口不好的人，刮眉骨这一条会感到很酸痛。

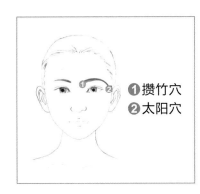

❶攒竹穴
❷太阳穴

第二步 刮上眼眶

先点刮睛明穴（养血明目）3板，然后沿眉骨的弧度刮上眼眶到瞳子髎穴（疏导眼部经气），刮拭12板。

注意：我们刮拭的是眼眶，不要用力按压眼球。

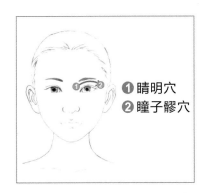

❶睛明穴
❷瞳子髎穴

刮痧治病一身轻

第三步 刮下眼眶

　　从内眼角沿下眼眶刮到瞳子髎穴，刮拭12板。

　　有黑眼圈、眼袋、皱纹的朋友，可以多刮几板，效果明显的一次就好很多，左眼刮完后，再按同样步骤刮拭右眼。

　　最后用双手食指和中指指肚，按揉眼部穴位，正反各3圈。睛明穴、太阳穴、四白穴（清利头目），3个穴位点按3~6次。

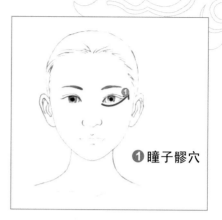

❶瞳子髎穴

配合身体增强调理，每周1~3次

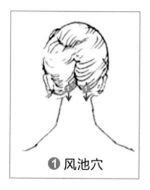

❶风池穴

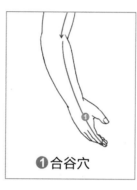

❶合谷穴

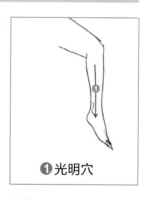

❶光明穴

头部：
加强刮拭风池穴（疏风清热、缓解视疲劳），刮拭12板。

上肢：
刮拭手背大肠经，从手腕刮到手部食指尖，刮拭12板，重点刺激合谷穴（通经活络）。

下肢：
刮拭小腿外侧胆经，刮拭12板，重点刺激光明穴（联络肝胆气血以明目）。

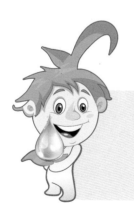

神奇精油小贴士

　　柠檬、迷迭香、眼部精油各2滴，刮痧按摩促进眼部血液循环及营养吸收。

紧实祛皱　刮出天鹅颈

> 脖子是女人的第二张脸，随着年龄的增长和体质的变化，皱纹、敏感等现象就会出现。

刮痧小神板

第一步

先刮中间：从下颌刮到两锁骨中间天突穴（清咽利喉），刮拭12板。

力度要轻，尤其是喉结处。

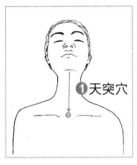

①天突穴

第二步

沿喉结旁开两指宽度，从下颌刮到锁骨，刮拭12板，先左后右。

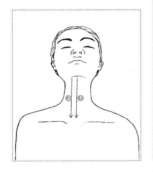

第三步

沿喉结旁开4指宽度，也就是颈侧淋巴处，从下颌刮到锁骨，刮拭12板，先左后右。

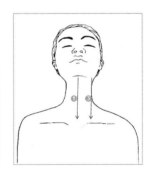

刮完后，用4指从下巴向锁骨处轻轻按摩7次，可以均匀涂抹去皱精油或者护肤霜。

咽炎患者

配合身体调理肺脏功能

背部上焦

督脉：从大椎穴（清风散热解毒）向下刮到肩胛下角齐平位置，刮拭12板。

膀胱经：从肩部刮到肩胛下角齐平位置，刮拭12板。重点刺激风门穴（疏风散热）、肺俞穴（宣肺利咽）7板，先左后右。

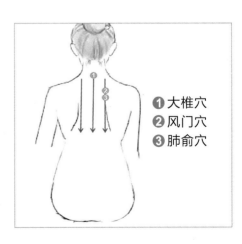

①大椎穴
②风门穴
③肺俞穴

上肢肺经：沿上肢内侧前缘从肘横纹尺泽穴（宣肺理气）向下刮到拇指少商穴（清利咽喉）12板，先左后右。

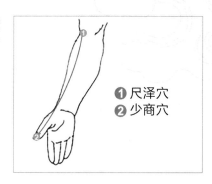

① 尺泽穴
② 少商穴

甲状腺结节

配合身体调理内分泌机能

腰骶部：八髎穴反射区，从上向下刮12板。

腹部：从中间脐部向下刮到耻骨，刮拭12板，重点刺激关元穴（元气所存）7板。

从脐旁开2寸天枢穴向下刮到耻骨，刮拭12板，重点刺激天枢穴（调和肠胃）7板。

下肢：重点刺激足三里穴（调理脾胃气机）、三阴交穴（健脾助运布津）。

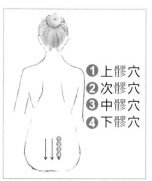

① 上髎穴
② 次髎穴
③ 中髎穴
④ 下髎穴

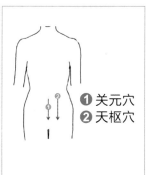

① 关元穴
② 天枢穴

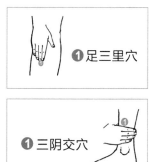

① 足三里穴

① 三阴交穴

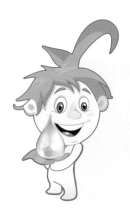

神奇精油小贴士

紧致提升：迷迭香
补水修复：天竺葵 檀香
可在刮痧、按摩时滴入单方精油各2滴，增强效果，或者滴到护肤水、保湿乳中每天护肤使用。

第**3**章
颈、肩、腰腿和头痛
痧毒刮出一身轻

颈椎病

> 颈椎病是颈椎及其周围的软组织发生病理改变，导致颈神经根、颈脊髓、椎动脉及交感神经受到压迫或刺激，从而产生各种症状的一种疾病。

刮痧小神板

第一步 颈肩部

先刮脊柱督脉：从脑后风府穴刮到大椎穴，由上到下刮拭12板。

次刮膀胱经：从后头部天柱穴（疏通太阳经气）刮到肩部，由上到下刮拭12板，先左右右。

再刮胆经：从后头的风池穴（祛风通络）刮到肩井穴（解痉活络、疏通肩部气血），刮拭12板，先左后右。

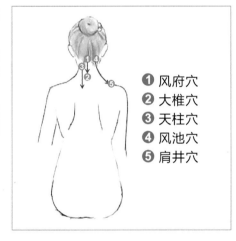

❶ 风府穴
❷ 大椎穴
❸ 天柱穴
❹ 风池穴
❺ 肩井穴

注意：加强阿是穴，在疼痛、僵硬的局部可重点多刮拭12板。

第二步 背部上焦

先刮督脉：从大椎穴（通调督脉阳气）刮到肩胛下角齐平位置，刮拭12板。

次刮膀胱经：从大椎穴旁开2指向下刮到肩胛下角齐平位置膈俞穴（滋阴血、濡筋骨），刮拭12板，先左后右。

再刮小肠经：加强刮拭双侧肩外俞穴（疏通局部气血）12板。

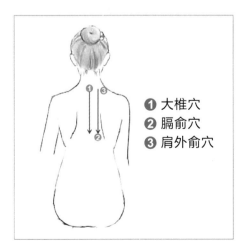

❶ 大椎穴
❷ 膈俞穴
❸ 肩外俞穴

刮痧治病一身轻

第三步 上肢

　　大肠经：沿上肢外侧前缘从上臂向下刮到肘关节，再从肘关节向下刮到食指，刮拭12板，重点刺激双侧曲池穴（清热活络）。

　　三焦经：沿上肢外侧中间从上臂向下刮到肘关节，再从肘关节向下刮到无名指，刮拭12板，重点刺激双侧外关穴（通经活络）、中渚穴（通络开窍）。

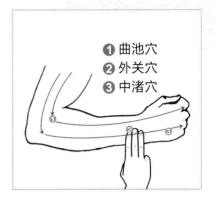

❶曲池穴
❷外关穴
❸中渚穴

　　急性落枕：按上述步骤刮痧调理，再辅以手部落枕穴解决问题。

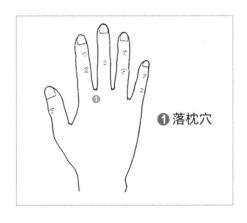

❶落枕穴

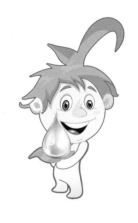

神奇精油小贴士

　　结节、肌肉僵硬部位，刮痧时滴3滴姜精油，软坚散结；按摩时再滴入3滴葡萄柚精油、薄荷精油，重点按揉7~12次，加速滞留体内毒素代谢。

强直性脊柱炎

强直性脊柱炎为脊柱各关节及关节周围组织的侵袭炎症。本病是一种病因不明的慢性进行性炎症疾患。临床表现：腰骶部疼痛、发僵或有坐骨神经痛和髋骨痛，严重的患者脊柱强直，驼背畸形，心肺功能和消化功能明显减弱。

刮痧小神板

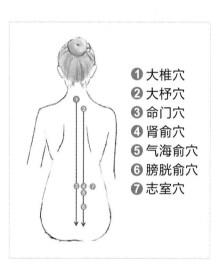

❶ 大椎穴
❷ 大杼穴
❸ 命门穴
❹ 肾俞穴
❺ 气海俞穴
❻ 膀胱俞穴
❼ 志室穴

第一步 背部

督脉：由大椎穴（通调督脉之阳气）刮到骶骨，刮拭12板，重点刺激命门穴（补肾壮阳）。

第二步 背部

膀胱经：由大杼穴（舒筋壮骨）向下刮到八髎穴（疏经通络止痛），刮拭12板，先左后右。

重点刺激肾俞穴(益肾助阳)、志室穴(强腰壮膝)、气海俞穴(益肾壮阳)、膀胱俞穴(通经活络)。

第三步 华佗夹脊穴

用厉刮法，从上到下竖板温补、疏通华佗夹脊穴，7板。

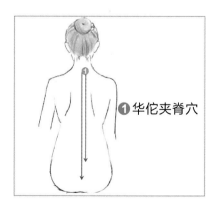

❶ 华佗夹脊穴

第四步 下肢

膀胱经：沿下肢后侧由大腿根部殷门穴经委中穴（疏通膀胱经气、通络止痛）向下刮到脚后跟，刮拭12板，重点刺激委中穴、承山穴（通络止痛）。

胆经：沿下肢外侧中间由环跳穴向下刮到膝关节，再从膝关节刮到脚跟，刮拭12板，重点刺激阳陵泉穴（舒筋活络）。

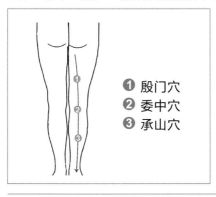

❶ 殷门穴
❷ 委中穴
❸ 承山穴

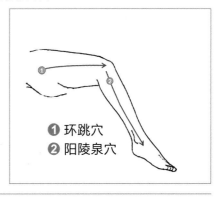

❶ 环跳穴
❷ 阳陵泉穴

脾胃不调

可以经常用茴香、柠檬、葡萄柚精油按摩或刮拭腹部，腿部的血海穴、胃经足三里穴（通经络、调气血）。

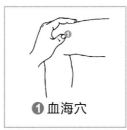

❶ 血海穴

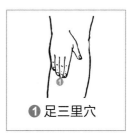

❶ 足三里穴

心肺功能弱

可以经常辅以调理心肺功能，用刮痧精油3滴，丹参精油3滴，尤加利精油3滴，刮拭前胸心肺反射区，重点是上肢内关穴、尺泽穴、列缺穴，轻轻按摩至全部吸收。

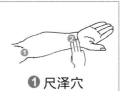
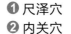

❶ 尺泽穴
❷ 内关穴

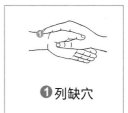

❶ 列缺穴

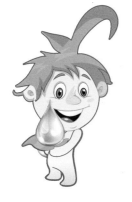

神奇精油小贴士

檀香、乳香、杜松果精油强身补肾，可在刮痧、按摩时滴入2~3滴，按摩脊柱、腰部、脚底涌泉穴至精油全部吸收。

坐骨神经痛

坐骨神经痛是以坐骨神经径路及分布区域疼痛为主的综合证。坐骨神经痛的绝大多数病例是继发于坐骨神经局部及周围结构的病变，对坐骨神经的刺激压迫与损害，称为继发坐骨神经痛；少数系原发性，即坐骨神经炎。

刮痧小神板

第一步 腰部

督脉： 由与肩胛下角齐平的至阳穴向下刮到腰部命门穴，刮拭12板，重点刺激命门穴（补肾壮阳、温肾益精）。

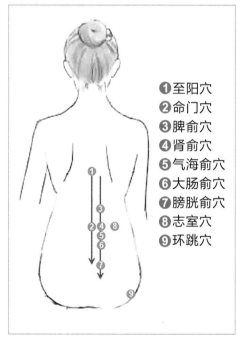

①至阳穴
②命门穴
③脾俞穴
④肾俞穴
⑤气海俞穴
⑥大肠俞穴
⑦膀胱俞穴
⑧志室穴
⑨环跳穴

第二步 腰部

膀胱经： 从至阳穴旁开2指向下刮到腰部，刮拭12板，重点刺激脾俞穴（健脾和胃）、肾俞穴（益肾助阳）、志室穴（强腰壮膝）、气海俞(益肾壮阳)、大肠俞（疏经通络止痛）、膀胱俞(通经活络)，先左后右。

第三步　下肢

　　膀胱经：沿下肢后侧由腘窝处向下刮到脚后跟，刮拭12板，重点刺激委中穴、承山穴（疏通膀胱经气、通络止痛）。

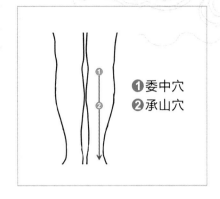

❶委中穴
❷承山穴

　　胆经：沿下肢外侧中间，从环跳穴刮到大腿，再向下由膝关节刮到脚踝，刮拭12板，重点刺激阳陵泉穴（舒筋活络）、昆仑穴(活血化瘀止痛)。

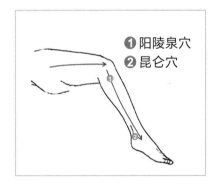

❶阳陵泉穴
❷昆仑穴

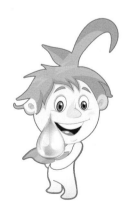

神奇精油小贴士

腰肌劳损，肾虚人群

　　可在家每天用刮痧按摩精油3～5滴，肉桂精油3滴，檀香精油3滴，在掌心混合后按摩腰部5分钟，最后双手立掌搓热。

头痛、失眠

失眠，指经常不能入睡、睡不深熟、易醒，神经衰弱，无法安眠。多因思虑忧愁，操劳太过，心神不宁所致。

中医学认为，"头是诸阳之会"，是所有的阳经都上达于头部。坚持每天刮头，可促进头部血液循环，对于失眠、血压、头痛、脱发、白发等效果非常好。

刮痧小神板

第一步 头颈部

1. **先刮督脉：**厉板刮拭百会穴（清热解毒、宁心安神）7板。

从额头中间向后刮到百会穴，再从百会穴向后刮到枕骨，从前向后刮拭12板。

2. **次刮胆经：**距离头部中线2指，从额头向后刮到后头风池穴（解痉止痛），刮拭12板，先左后右。

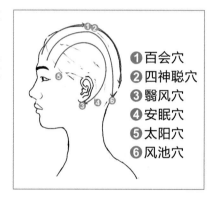

① 百会穴
② 四神聪穴
③ 翳风穴
④ 安眠穴
⑤ 太阳穴
⑥ 风池穴

3. **再刮三焦经：**距离胆经2指宽度，从额头向后刮到耳后翳风穴（疏风通络），刮拭12板，先左后右。

4. **后刮奇穴：**双侧安眠点、四神聪各7板。

5. 加强双侧头部太阳穴12板和后头部枕骨下一圈，刮拭12板。

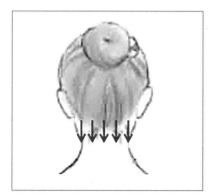

第二步 背部上焦

　　1. **先刮督脉**：从大椎穴（清热解表）向下刮到身柱穴（宁心安神），刮拭12板。

　　2. **再刮膀胱经**：从肩部向下刮到肩胛中间齐平位置心俞穴（养心安神），刮拭12板，可重点加强肩井穴12板，先左后右。

　　　　心肾不交者加强肾俞穴（滋阴补肾）。

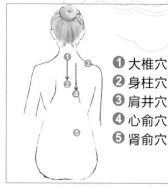

❶ 大椎穴
❷ 身柱穴
❸ 肩井穴
❹ 心俞穴
❺ 肾俞穴

第三步 上肢

　　1. **心经**：沿上肢内侧后缘由肘关节向下刮到小指，刮拭12板，重点刺激神门穴（镇惊宁心安神）。

　　2. **心包经**：沿上肢内侧中间由肘关节向下刮到中指，刮拭12板，重点刺激内关穴（通气机、安神志）。

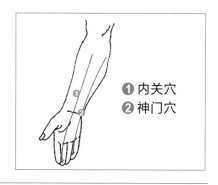

❶ 内关穴
❷ 神门穴

第四步 下肢

　　肝经，沿下肢内侧中间由大腿部向下刮到脚踝处，刮拭12板，重点刺激三阴交穴、行间穴(平肝泄热)。

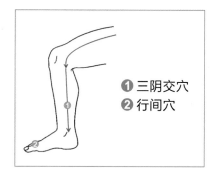

❶ 三阴交穴
❷ 行间穴

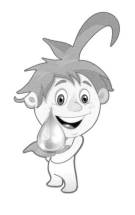

神奇精油小贴士

　　薰衣草精油2滴香熏，或直接将纯精油滴在枕头或是枕巾上，有助于放松情绪，安然入梦。

肩周炎是指肩关节囊及关节周围软组织的慢性炎症反应，多与风、寒、湿邪使肩部受凉及慢性劳损、不良姿势、外伤等因素有关。本病发病缓慢，逐渐肩项僵硬，造成肩关节疼痛，活动受限，又称"五十肩"。

刮痧小神板

第一步 颈肩部

先刮督脉：由后头枕骨向下刮到大椎穴，刮拭12板。

次刮膀胱经：颈部双侧从天柱穴到大杼穴，由上到下刮拭12板，先左后右。

再刮胆经：从双侧后头部沿肩膀的弧度向下刮到肩井穴，刮拭12板，重点刺激肩井穴（理气止痛），先左后右。

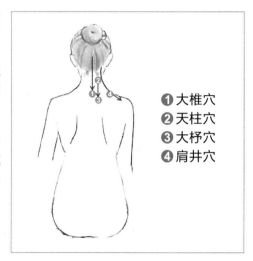

❶大椎穴
❷天柱穴
❸大杼穴
❹肩井穴

后刮患侧：腋前线、腋后线，由上到下刮拭12板。

患侧上臂三角肌：从肩髃穴（温通阳气、散寒止痛）向下刮到臂臑穴；从中府穴（疏通局部经气）到臂臑穴；从肩贞穴到臂臑穴。

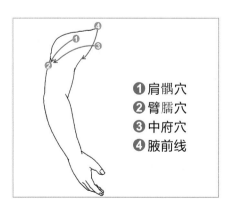

❶肩髃穴
❷臂臑穴
❸中府穴
❹腋前线

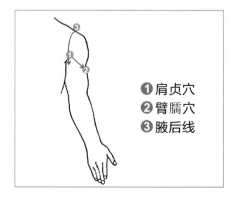

❶肩贞穴
❷臂臑穴
❸腋后线

刮痧治病一身轻

第二步 背部

　　先刮督脉：从大椎穴（清热解表）向下刮到至阳穴，刮拭12板。

　　次刮膀胱经：双侧从大杼穴向下刮到膈俞穴，由上到下刮拭12板，先左后右。

　　后刮小肠经：由上到下刮拭12板，重点刺激双侧天宗穴（舒经活络止痛），先左后右。

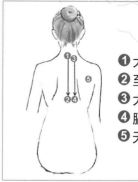

❶ 大椎穴
❷ 至阳穴
❸ 大杼穴
❹ 膈俞穴
❺ 天宗穴

第三步 上肢

　　大肠经：沿上肢外侧前缘由上臂向下刮到食指，刮拭12板，重点刺激患侧曲池穴（疏通阳明经气、清热通络）。

　　三焦经：沿上肢外侧中间由上臂向下刮到无名指，刮拭12板，重点刺激患侧外关穴（活血止痛）、中渚穴（舒筋通络止痛）。

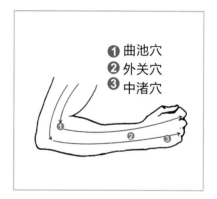

❶ 曲池穴
❷ 外关穴
❸ 中渚穴

　　最后刮阿是穴：疼痛的局部加强。

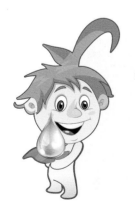

神奇精油小贴士

　　可在刮痧、按摩时滴入单方精油各2滴，比如姜、肉桂，排寒祛湿，活络止痛，轻轻按摩至全部吸收。

　　或者用艾柱热灸患侧，泥灸热敷以促进湿寒排出。

膝关节炎

> 　　膝关节炎，是由于膝关节软骨变性或关节遭受慢性损伤所致，继发于先天或后天关节畸形、损伤和炎症之后。膝关节炎，与人体衰老密切相关。临床数据显示，45岁以下人群骨关节炎患病率仅为2%，而65岁以上人群患病率高达68%。而且现在的发病人群越来越年轻化，及时防治显得尤为重要。

刮痧小神板

　　关节炎的治疗重点围绕着关节部位的5条经络：脾经、胃经、肝经、胆经、膀胱经。

第一步 腿内侧

　　脾经： 从小腿内侧前缘中间向上刮到膝关节，刮拭12板。

　　再从大腿内侧前缘中间部位向下刮到膝关节，刮拭12板，重点刺激血海穴（舒筋活络、活血止痛）。

　　肝经： 从小腿内侧中间部位向上刮到膝关节，刮拭12板，再从大腿内侧中间向下刮到膝关节，刮拭12板。

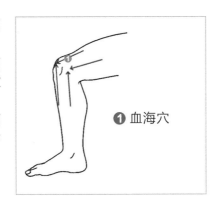

❶ 血海穴

第二步 腿前侧

　　胃经： 沿下肢前侧从小腿中间部位向上刮到膝关节，刮拭12板，重点刺激足三里穴（健脾益胃、营养筋骨）；从大腿中间部位向下刮到膝关节，刮拭12板，重点刺激梁丘穴（助降胃气）。

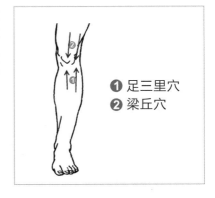

❶ 足三里穴
❷ 梁丘穴

刮痧治病一身轻

第三步 腿外侧

胆经：沿下肢外侧中间从小腿中间部位向上刮到膝关节，刮拭12板，重点刺激阳陵泉穴（舒络止痛）。

从大腿中间部位向下刮到膝关节，刮拭12板。

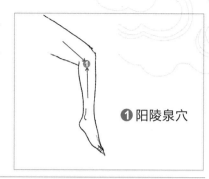

❶ 阳陵泉穴

第四步 腿后侧

膀胱经：沿下肢后侧从小腿的中间部位向上刮到腘窝，刮拭12板，重点刺激委中穴、承山穴（舒通膀胱经经气、通络止痛）。

从大腿后侧中间部位向下刮到膝关节，刮拭12板。

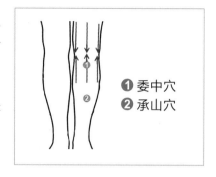

❶ 委中穴
❷ 承山穴

第五步 加强膝关节周围

内膝眼穴、外膝眼穴（疏通腿部经络、活血化瘀）重点重复刮拭，向外挑刮12板。

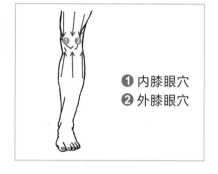

❶ 内膝眼穴
❷ 外膝眼穴

整体5条经络疏通完毕后，再辅以艾灸或者中药泥灸，增强疗效。

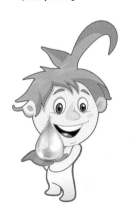

神奇精油小贴士

可在刮痧、按摩时滴入单方精油姜、肉桂、黑胡椒、丝柏各2滴，轻轻按摩至全部吸收。

静脉曲张

单纯性下肢静脉曲张：因静脉瓣膜功能缺陷、血液淤滞或静脉内压力升高等因素，下肢浅静脉呈现扩张、伸长、弯曲的病理现象。临床表现：行走或站立后腿部酸胀不适，踝部和足背水肿，可见迂回扩张的浅静脉，若继发静脉炎、湿疹或溃疡可影响劳动能力。

刮痧小神板

第一步 膀胱经

沿下肢后侧从脚后跟向上刮到腘窝，再从腘窝向上刮到大腿根部，刮拭12板，重点刺激委中穴（舒筋活络）。

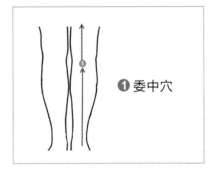

❶ 委中穴

第二步 脾经

沿下肢内侧前缘从内脚踝向上刮到膝关节，再从膝关节向上刮到大腿根部，刮拭12板，重点刺激三阴交穴（健脾养血）。

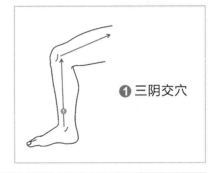

❶ 三阴交穴

第三步 胃经

沿下肢前侧从脚面向上刮到膝关节，再从膝关节向上刮到大腿根部，刮拭12板，重点刺激足三里穴、解溪穴（疏通阳明经气、舒筋活络）。

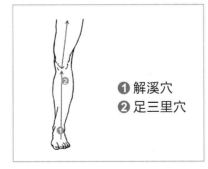

❶ 解溪穴
❷ 足三里穴

第四步 胆经

沿下肢外侧中间从外脚踝向上刮到膝关节，再从膝关节向上刮到大腿根部，刮拭12板。

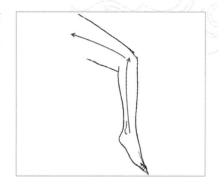

第五步 肝经

沿下肢内侧中间从内脚踝向上刮到膝关节，再从膝关节向上刮到大腿根部，刮拭12板，重点刺激太冲穴（疏肝养血）。

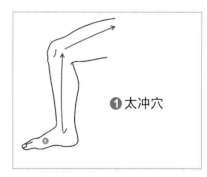

❶太冲穴

第六步 阿是穴

曲张部位重点重复刮拭，从下向上刮拭12~30板。

注意：刮拭方向均由下到上，采用补法刮拭，能起到促进循环的作用。尤其是曲张部位，禁止力度过大刮破患处。

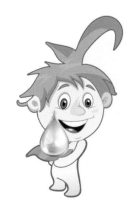

神奇精油小贴士

可在刮痧、按摩时滴入单方精油杜松果、丝柏各2滴，轻轻刮痧按摩至全部吸收，促循环，利尿，有效缓解静脉曲张。

第**4**章
平衡激素又青春

乳腺增生、结节

乳腺增生：多因情志不舒，肝郁气滞导致。表现为乳腺出现块状、条索状、砂粒状等数目不一、形状不规则、质地中等、活动、不粘连的非炎症肿块。月经前加重，月经后缓解。

刮痧小神板

第一步 背部反射区

先刮督脉： 从大椎穴向下刮到至阳穴，刮拭12板，加强刺激肩部肩井穴（疏导肝胆郁结）。

再刮膀胱经： 脊柱旁开2指向下刮到肩胛下端三指处肝俞穴（疏肝理气、消瘀散结），刮拭12板，先左后右。

刮拭乳腺反射区，从肩胛骨向外刮到腋下，刮拭12板，重点刺激天宗穴（治疗乳腺病的经验穴）7板，先左后右。

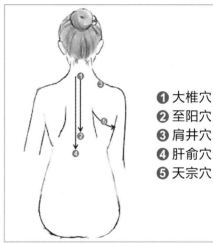

❶大椎穴
❷至阳穴
❸肩井穴
❹肝俞穴
❺天宗穴

第二步 胸部

先刮拭任脉： 从胸骨上窝中央（两锁骨中间）天突穴向下刮到膻中穴，刮拭12板，重点刺激膻中穴（宽胸理气）。

再以天突穴到膻中穴的连线为起点，由里向外弧形刮拭乳房局部，刮拭12板，先左后右，重点刺激乳根穴、鹰窗穴（疏通局部经气、消其坚结）。

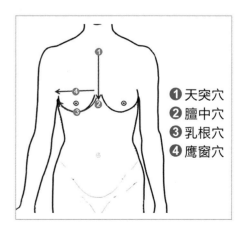

❶天突穴
❷膻中穴
❸乳根穴
❹鹰窗穴

第三步 腋下淋巴

从大臂过腋窝，向下刮到章门穴（宽中降逆、止痛祛瘀），刮拭12板，先左后右。

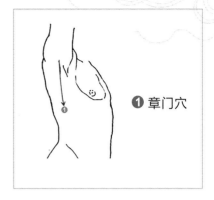

❶章门穴

产后催乳：

在产后3天内进行刮痧，效果最佳。

刮两侧肩胛缝，从肩井穴开始沿肩胛骨缝向下刮到章门穴，刮拭12板，加强刺激肩胛冈下窝中央凹陷处天宗穴。

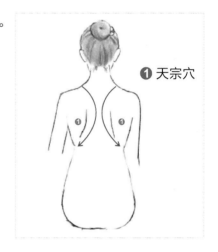

❶天宗穴

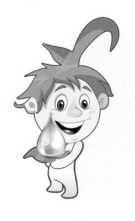

神奇精油小贴士

可在刮痧、按摩时滴入单方精油丝柏、乳香、天竺葵各2滴，轻轻刮痧按摩促进营养吸收，以调节内分泌，激发荷尔蒙，化瘀散结，保健胸部。

亦可在沐浴后，轻轻按摩胸部至精油全部吸收，起到日常保养的效果。

脂肪肝

脂肪肝：是指由于各种原因引起的肝细胞内脂肪堆积过多的病变。由于过食油腻，食而不运，脂肪积留于肝，导致肝脏功能失调，疏泄不利。临床表现为早期没有特异症状，中重度时，则有肝区闷胀或疼痛，疲乏无力，肝区肿大，肝功能异常。

刮痧小神板

第一步 背部中焦

先刮督脉：由肩胛下角齐平位置向下刮到腰带上方位置，刮12板。

再刮膀胱经：从脊柱两侧2指宽的膈俞穴向下刮到腰带上方，重点刺激肝俞穴、脾俞穴、胃俞穴（行气导滞、活血化瘀），刮拭12板，先左后右。

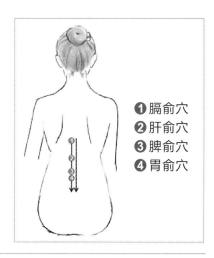

❶膈俞穴
❷肝俞穴
❸脾俞穴
❹胃俞穴

第二步 背部反射区

从膈俞穴斜向肋弓刮拭到肋下章门穴（宽中降逆、止痛祛瘀），刮拭12板，先左后右。

从肝俞穴斜向肋弓刮拭到肋下章门穴（宽中降逆、止痛祛瘀），刮拭12板，先左后右。

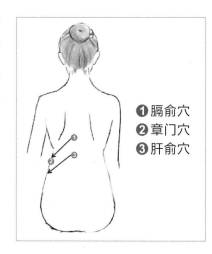

❶膈俞穴
❷章门穴
❸肝俞穴

第三步 腹部反射区

刮拭肝脏反射区，从中间膻中穴斜向下刮拭到肋下，刮拭12板，重点刺激期门穴、章门穴（疏肝理气、宽中降逆），先左后右。

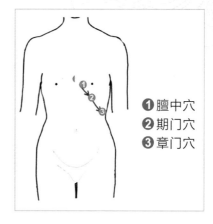

❶ 膻中穴
❷ 期门穴
❸ 章门穴

第四步 下肢

肝经：沿下肢内侧中间从内脚踝向上刮到膝关节，再从膝关节向上刮到大腿根部，刮拭12板，重点刺激阴陵泉穴、三阴交穴（活血化瘀、化脂通经）。

胆经：沿下肢外侧中间从大腿根部向下刮到膝关节，再从膝关节向下刮到外脚踝，刮拭12板。

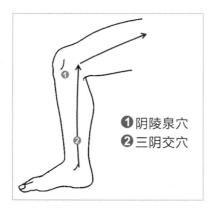

❶ 阴陵泉穴
❷ 三阴交穴

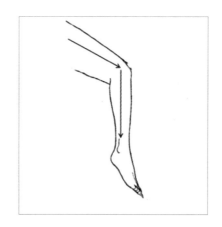

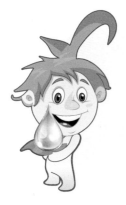

神奇精油小贴士

反射区按摩：可在刮痧、按摩时滴入单方精油薄荷、姜、葡萄柚、杜松果各2滴，可营养肝脏，促进肝脏排毒功能，加速肝部血液循环。

泡脚：可以每晚泡脚后，滴姜、杜松果精油各2滴按摩脚部，重点按揉复溜穴（健脾养血）、太冲穴（疏肝活血化瘀）。

更年期综合征

> 　　更年期综合证：女性因卵巢功能衰退直至消失，引起内分泌失调和植物神经功能紊乱的症候群。临床表现：月经不规则或闭经、潮热盗汗、心悸、抑郁、易激动与失眠、血压波动、皮肤麻木、蚁行感，以及第二性证的不同程度的退化。

刮痧小神板

第一步 背部

先刮督脉： 从肩胛骨上角齐平位置向下刮到骶骨，刮拭12板。

再刮膀胱经： 再刮脊柱两侧旁开2指宽的膀胱经，从心俞穴向下刮到腰部肾俞穴，刮拭12板，先左后右，重点刺激心俞穴、肾俞穴（滋补肾阴、交通心肾、镇惊安神）。

后刮骶部： 从腰带命门穴向下刮拭到骶骨，刮拭12板，重点刺激八髎穴（调经理血）。

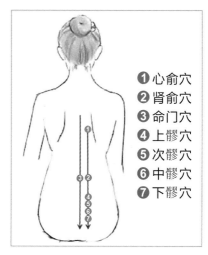

❶ 心俞穴
❷ 肾俞穴
❸ 命门穴
❹ 上髎穴
❺ 次髎穴
❻ 中髎穴
❼ 下髎穴

第二步 腹部

先刮拭任脉： 由肚脐神阙穴向下刮到耻骨，刮拭12板，重点刺激关元穴（培补元气、调补阴阳）、中极穴（益肾助阳）。

再刮拭胃经： 由天枢穴（和胃营血）向下刮到耻骨，刮拭12板，重点刺激归来穴（调经活血），先左后右。

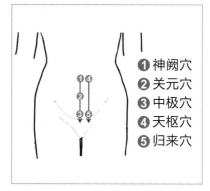

❶ 神阙穴
❷ 关元穴
❸ 中极穴
❹ 天枢穴
❺ 归来穴

第三步 上肢

先刮拭心包经：沿上肢内侧中间由腋前向下刮到肘关节，再从肘关节刮到中指，刮拭12板，重点刺激内关穴（宁心安神）。

再刮拭大肠经：沿上肢外侧前缘由肩部向下刮到肘关节，再从肘关节刮到食指，刮拭12板，重点刺激合谷穴（清热通络）。

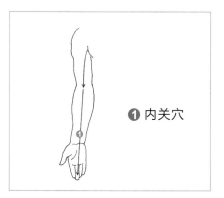

❶ 内关穴

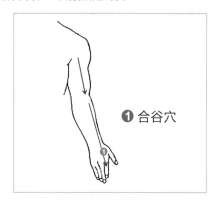

❶ 合谷穴

第四步 下肢

先刮拭脾经：沿下肢内侧前缘从内脚踝向上刮到膝关节，再从膝关节向上刮到大腿根部，刮拭12板，重点刺激血海穴（健脾利湿）、地机穴（健脾调经）。

再刮拭肝经：沿下肢内侧中间由脚内踝向上刮到膝关节，再从膝关节向上刮到大腿根部，刮拭12板，重点刺激三阴交穴（健脾养血）、太冲穴（疏肝理气）。

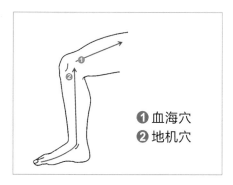

❶ 血海穴
❷ 地机穴

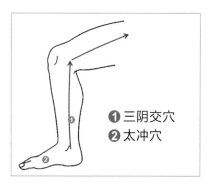

❶ 三阴交穴
❷ 太冲穴

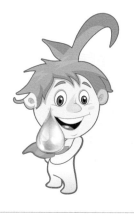

神奇精油小贴士

可在刮痧、按摩时滴入单方精油玫瑰、茴香、乳香、天竺葵各2滴，轻轻按摩腰部、腹部、脚踝处至精油全部吸收。

肥胖是体内脂肪过多的状态。因多食高脂肪膳食，体力活动过少，内分泌失调，代谢缓慢或遗传因素造成。易诱发高血压、高血脂、冠心病和糖尿病等严重危害人体健康的多种疾病。刮痧可以疏通经络，加速新陈代谢，消除体内蓄积的脂肪，安全不反弹，无副作用。

刮痧小神板

第一步 背部

督脉：从大椎穴向下刮到骶骨，刮拭12板。

膀胱经：由大椎穴旁开2指从上向下刮到腰部，刮拭12板，先左后右，重点刺激双侧肺俞穴（清热利湿）、脾俞穴（健脾利湿）、肾俞穴（强腰利水），先左后右。

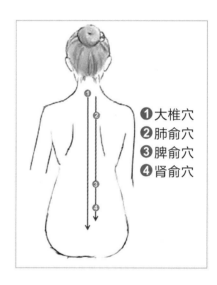

❶大椎穴
❷肺俞穴
❸脾俞穴
❹肾俞穴

第二步 胸腹部

任脉：由中脘穴向下刮拭到耻骨，刮拭12板，重点刺激中脘穴(健脾利水)、关元穴(培补元气)。

胃经：由肚脐旁开3指天枢穴向下刮到髂部，刮拭12板，重点刺激双侧天枢穴（健脾和胃）、水道穴（利水消肿），先左后右。

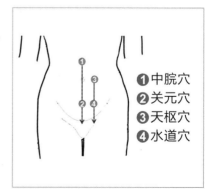

❶中脘穴
❷关元穴
❸天枢穴
❹水道穴

第三步 上肢

三焦经：沿上肢外侧中间从肩部向下刮到肘关节，再从肘关节向下刮到无名指，刮拭12板，重点刺激外关穴（益阴增液）。

大肠经：沿上肢外侧前缘由肩部向下刮到肘关节，再从肘关节向下刮到食指，刮拭12板，重点刺激双侧曲池穴（通阳明经气）。

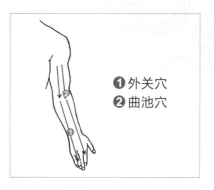

❶外关穴
❷曲池穴

第四步 下肢

脾经：沿下肢内侧前缘从内脚踝向上刮到膝关节，再从膝关节向上刮到大腿根部，刮拭12板，重点刺激三阴交穴（健脾和胃）。

胃经：沿下肢前侧从脚面向上刮到膝关节，再从膝关节向上刮到大腿根部，刮拭12板，重点刺激足三里穴（健脾培元）。

胆经：沿下肢外侧中间从外脚踝向上刮到膝关节，再从膝关节向上刮到大腿根部，刮拭12板。

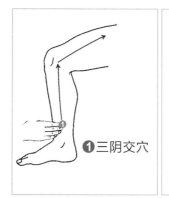

❶三阴交穴

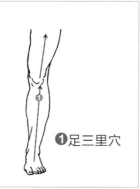

❶足三里穴

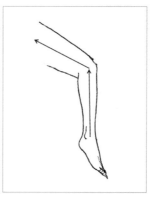

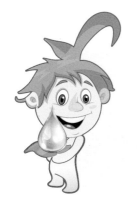

神奇精油小贴士

可在刮痧按摩时滴入单方精油柠檬、葡萄柚各2滴燃烧脂肪；迷迭香、肉桂各2滴紧致皮肤；茴香、杜松果各2滴消除水肿。

刮痧妙法五 月经不调

月经的周期或经量出现异常都称为月经不调。多为气血虚导致。

中医认为，月经先期量多色鲜红为血热，月经后期经期延长、量少血色暗红、夹有血块为血瘀；若血量少而色淡为血虚；月经先后无定期、经期延长或量少伴有情志郁结为气滞血瘀。

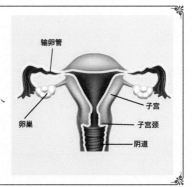

输卵管
卵巢
子宫
子宫颈
阴道

刮痧小神板

第一步 背部

先刮督脉：从腰带命门穴向下刮到骶骨，刮拭12板。

再刮膀胱经：从命门穴旁开2指肾俞穴向下刮到八髎穴区，刮拭12板，先左后右。

重点刺激脾俞穴（扶助中焦、资生气血）、肾俞穴（固本培元）。

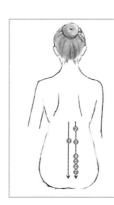

❶命门穴
❷脾俞穴
❸肾俞穴
❹上髎穴
❺次髎穴
❻中髎穴
❼下髎穴

第二步 腹部

先刮拭任脉：从中间脐部向下刮到耻骨，刮拭12板，重点刺激气海穴（通调一身元气）、关元穴（元气所存）。

再刮拭胃经：从脐旁开3指天枢穴向下刮到耻骨，刮拭12板，重点刺激归来穴（调经止痛），先左后右。

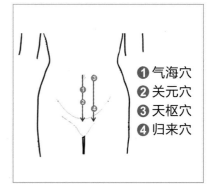

❶气海穴
❷关元穴
❸天枢穴
❹归来穴

第三步 下肢

先刮脾经：沿下肢内侧前缘由足大趾向上刮到膝关节，再从膝关节向上刮到大腿根部，刮拭12板，重点刺激血海穴（健脾利湿、行气活血）、地机穴（健脾调经）、三阴交穴（健脾养血）。

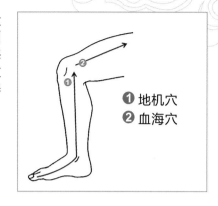

❶ 地机穴
❷ 血海穴

再刮肝经：沿下肢内侧中间由脚内踝向上刮到膝关节，再从膝关节向上刮到大腿根部，刮拭12板，重点刺激三阴交穴（行气活血）、太冲穴（疏肝理气）。

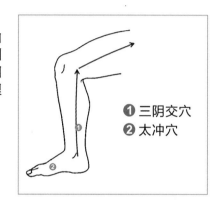

❶ 三阴交穴
❷ 太冲穴

痛经人群

按摩时辅以单方精油天竺葵、薰衣草各2滴，刮痧后按摩腹部及腰背部，减轻痉挛，缓解疼痛。

也可在刮痧按摩前，先艾灸15分钟；或者热敷泥灸，祛寒暖宫。

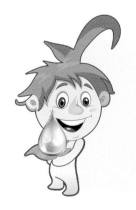

神奇精油小贴士

刮痧后辅以单方精油玫瑰、茴香、依兰各2滴按摩，促进营养吸收，加速循环，调节和平衡荷尔蒙，调理子宫，使经期有规律。

盆腔炎

盆腔炎：是指内生殖器官（包括子宫、输卵管、卵巢）的炎症，盆腔结缔组织炎症及盆腔腹膜炎。

临床表现：高热，恶寒，头痛，下腹疼痛，阴道分泌物多，脓样，有臭味，月经失调，尿频，排尿困难，腰部坠胀，便秘，恶心，呕吐等。

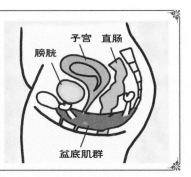

膀胱　子宫　直肠　盆底肌群

刮痧小神板

第一步 背部下焦

先刮督脉： 从腰带位置命门穴向下刮到骶尾部，刮拭12板。

再刮膀胱经： 从命门穴旁开2指肾俞穴向下刮到八髎穴区，刮拭12板，先左后右，重点刺激肝俞穴(疏肝理气)、脾俞穴(利湿升清)、肾俞穴(强腰利水)、八髎穴区(调经理血)。

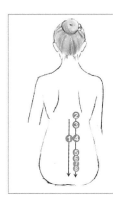

❶命门穴
❷肝俞穴
❸脾俞穴
❹肾俞穴
❺上髎穴
❻次髎穴
❼中髎穴
❽下髎穴

第二步 妇科反射区

刮拭带脉： 从脊柱命门穴向两侧刮拭，重点刺激志室穴（滋阴补肾），刮拭12板，先左后右。

刮拭盆腔反射区： 从八髎穴区向胯骨两侧刮拭，重点刺激环跳穴（通经活络、运行气血）。

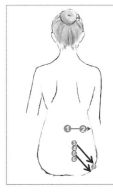

❶命门穴
❷志室穴
❸上髎穴
❹次髎穴
❺中髎穴
❻下髎穴
❼环跳穴

第三步 腹部

任脉： 从中间脐部向下刮到耻骨，刮拭12板，重点刺激气海穴、关元穴（调理冲任、行气活血）。

再从腰侧带脉穴斜向下刮到耻骨，刮拭12板，先左后右。

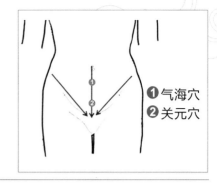

❶气海穴
❷关元穴

第四步 下肢

先刮脾经： 沿下肢内侧前缘由足大趾向上刮到膝关节，再从膝关节向上刮到大腿根部，刮拭12板，重点刺激血海穴、三阴交穴（健脾利湿、行气活血）。

再刮肝经： 沿下肢内侧中间由脚内踝向上刮到膝关节，再从膝关节向上刮到大腿根部，刮拭12板，重点刺激太冲穴（疏肝理气）。

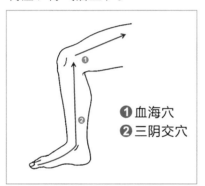

❶血海穴
❷三阴交穴

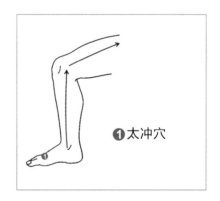

❶太冲穴

易感染尿道炎的：

乳香精油每天2滴，热水香薰，然后滴内裤一滴。一般3天后症状明显减轻，坚持使用至痊愈。

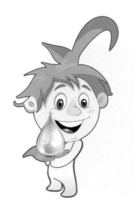

神奇精油小贴士

可在刮痧、按摩时滴入单方精油天竺葵、茶树各2滴，轻轻按摩，促进营养吸收。

由于脂肪代谢或运转异常使血浆内一种或多种脂质高于正常称为高脂血症，表现为高胆固醇血症、高甘油三酯血症或两者兼有。高脂血症可分为原发性和继发性两类。原发性与先天性和遗传有关；继发性多发生于代谢性紊乱疾病，如糖尿病、高血压、黏液性水肿、甲状腺功能低下、肥胖、肝肾疾病、肾上腺皮质功能亢进等，或与其他因素有关，如年龄、性别、季节、饮酒、吸烟、饮食、体力活动、精神紧张、情绪活动等。

刮痧小神板

第一步 背部

先刮督脉：由肩胛上角齐平位置向下刮到腰带位置，刮拭12板。

再刮膀胱经：从肩胛上角齐平位置向下刮到肾俞穴，刮拭12板，重点刺激厥阴俞穴、膈俞穴、肝俞穴（疏肝利胆、促进代谢），先左后右。

肝脏反射区：从膈俞穴斜向肋弓刮到章门穴（益肾温阳、疏肝降胃），刮拭12板，先左后右。

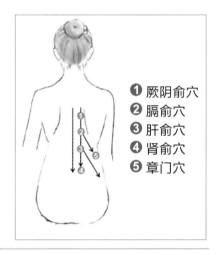

❶ 厥阴俞穴
❷ 膈俞穴
❸ 肝俞穴
❹ 肾俞穴
❺ 章门穴

第二步 腹部

刮拭肝脏反射区，从中间膻中穴斜向刮到章门穴，刮拭12板，重点刺激膻中穴（宽胸理气）、期门穴（疏肝健脾），先左后右。

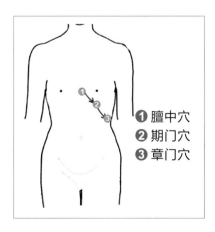

❶ 膻中穴
❷ 期门穴
❸ 章门穴

第三步 上肢

大肠经：沿上肢外侧前缘从肘横纹向下刮到食指，刮拭12板，重点刺激加强支沟穴（疏肝解郁）、合谷穴（健脾利湿、和顺肠胃）。

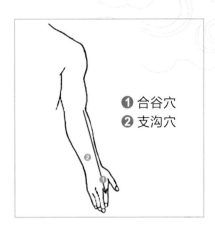

❶ 合谷穴
❷ 支沟穴

第四步 下肢

胃经：沿下肢前侧从大腿根部向下刮到膝关节，再从膝关节向下刮到足二趾，刮拭12板，重点刺激足三里穴、上巨虚穴、丰隆穴（健脾利湿、助运化）。

胆经：沿下肢外侧中间从大腿根部向下刮到膝关节，再从膝关节向下刮到外脚踝，刮拭12板，重点刺激阳陵泉穴（疏肝利胆）。

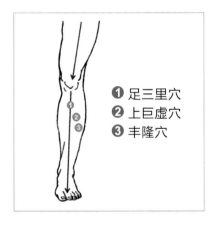

❶ 足三里穴
❷ 上巨虚穴
❸ 丰隆穴

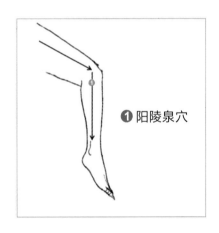

❶ 阳陵泉穴

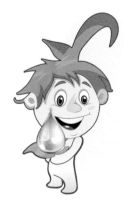

神奇精油小贴士

反射区按摩：可在刮痧、按摩时滴入单方精油柠檬、乳香、葡萄柚、杜松果各2滴，可营养肝脏，促进肝脏排毒功能，加速肝部血液循环。

泡脚：可以每晚泡脚后，滴肉桂、杜松果精油各2滴按摩脚踝部，重点按揉复溜穴、太白穴（健脾益肾、利湿）。

肾虚是指肾脏精气阴阳不足。肾虚的种类有很多，其中最常见的是肾阴虚、肾阳虚。

肾虚的症状：肾阳虚的症状为腰酸、四肢发冷、畏寒，甚至还有水肿，为"寒"的症状，性功能不好也会导致肾阳虚；肾阴虚的症状为"热"，主要有腰酸、燥热、盗汗、虚汗、头晕、耳鸣等。

现代科学证明，当人发生肾虚时，无论肾阴虚还是肾阳虚，都会导致人体免疫能力的降低。有更多的证据表明，肾虚发生时，肾脏的免疫能力降低，而肾脏的微循环系统亦会发生阻塞，肾络呈现不通。

刮痧小神板

第一步 腰部

督脉：从腰带上方向下刮到骶骨八髎穴区，刮拭12板，重点刺激命门穴（补肾壮阳）。

膀胱经：从腰带上方脾俞穴向下刮到膀胱俞，刮拭12板，重点刺激肾俞穴（益肾助阳）、膀胱俞穴（通经活络）、三焦俞穴（通调气机），先左后右。

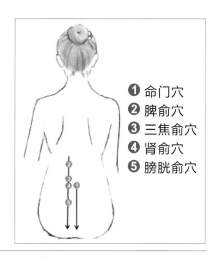

❶ 命门穴
❷ 脾俞穴
❸ 三焦俞穴
❹ 肾俞穴
❺ 膀胱俞穴

第二步 上肢

肺经：沿上肢内侧前缘从上臂向下刮到肘关节，再从尺泽穴向下刮到拇指，刮拭12板，重点刺激尺泽穴（通络止痛、生津强肾）。

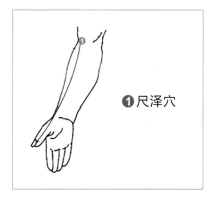

❶尺泽穴

第三步 下肢

　　脾经：沿下肢内侧前缘从内脚踝向上刮到膝关节，再从膝关节向上刮到大腿根部，重点刺激血海穴、三阴交穴（健脾利水、助气血生化之源）。

　　肝经：沿下肢内侧中间从内脚踝向上刮到膝关节，再从膝关节向上刮到大腿根部。

　　肾经：沿下肢内侧后缘从内脚踝向上沿腿内侧刮到膝关节，再从膝关节向上刮到大腿根部，重点刺激太溪穴、复溜穴（滋补肝肾阴精）。

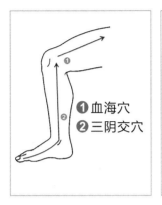
❶血海穴
❷三阴交穴

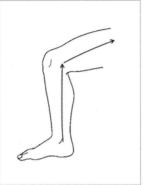

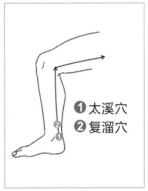
❶太溪穴
❷复溜穴

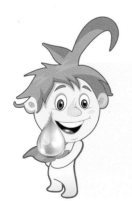

神奇精油小贴士

　　患有慢性腰痛、肾炎的人群，可用单方精油檀香、姜、肉桂各２滴，轻轻按摩腰部至全部吸收，每周１～２次，每次坚持５分钟，可起到很好的辅助作用。

前列腺增生：因膀胱气化失常导致水道开合不利，小便量少，点滴而出，甚至闭塞不通。临床表现：早期无特异表现，病情加重后可出现尿频、尿急、射尿无力、排尿费力、尿线变细，晚期可出现血尿和肾功能减退。

刮痧小神板

第一步 背部

督脉：从腰带位置命门穴向下刮到骶尾部，刮拭12板。

膀胱经：从腰带上方脾俞穴向下刮到膀胱俞，刮拭12板，重点刺激肾俞穴（温补肾气）、志室穴（温肾壮阳、通利膀胱止痛），先左后右。

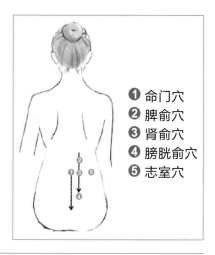

❶ 命门穴
❷ 脾俞穴
❸ 肾俞穴
❹ 膀胱俞穴
❺ 志室穴

第二步 腹部

任脉：从肚脐神阙穴向下刮到中极穴，刮拭12板，重点刺激气海穴（温补下焦、补肾气）、关元穴、中极穴（通调下焦之气、利湿热）。

从腰侧带脉穴斜向下刮到耻骨，刮拭12板，重点刺激大赫穴（补肾利尿、疏肝止痛），先左后右。

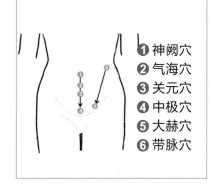

❶ 神阙穴
❷ 气海穴
❸ 关元穴
❹ 中极穴
❺ 大赫穴
❻ 带脉穴

刮痧治病一身轻

第三步 下肢

　　肝经：沿下肢内侧中间从内脚踝向上刮到膝关节，再从膝关节向上刮到大腿根部，重点刺激三阴交穴（健脾利水）。

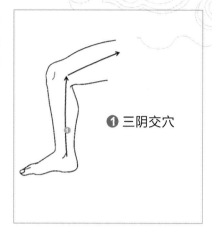

❶ 三阴交穴

　　肾经：沿下肢内侧后缘从内脚踝向上刮到膝关节，再从膝关节向上刮到大腿根部，重点刺激阴谷穴（温肾壮阳、理气止痛）。

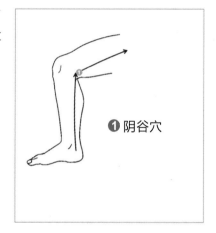

❶ 阴谷穴

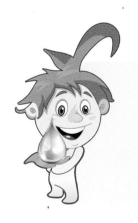

神奇精油小贴士

　　可在刮痧、按摩时滴入单方精油檀香、柠檬、葡萄柚、茉莉各2滴，轻轻按摩至全部吸收，增强肝肾功能。

子宫肌瘤

子宫肌瘤是女性最常见的一种良性肿瘤，主要是由子宫平滑肌细胞增生而生成。表现为月经过多和继发贫血，但大多数患者没有明显的自觉症状。肌瘤生长部位不同，大小不同，可出现下腹疼痛或坠痛，腰痛腰酸；压迫膀胱和直肠，引起尿潴留和便秘；还有可能导致月经不调，受孕后发生流产机会增多等现象。

刮痧小神板

第一步 背部下焦

督脉： 从肩胛下角位置向下刮到骶尾部，刮拭12板。

膀胱经： 从脊柱旁开2指膈俞穴向下刮到膀胱俞穴，刮拭12板，重点刺激膈俞穴（活血化瘀）、肝俞穴（疏理肝气）、肾俞穴（扶正固本），先左后右。

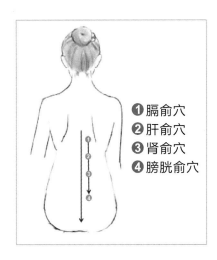

❶膈俞穴
❷肝俞穴
❸肾俞穴
❹膀胱俞穴

第二步 腹部

任脉： 从肚脐神阙穴向下刮到耻骨，刮拭12板，重点刺激气海穴、关元穴（通调冲任、疏肝理气）。

肝经： 从剑突下方斜向下刮到肋边章门穴（疏肝理气）。

从腰侧带脉穴斜向下刮到耻骨，刮拭12板，重点刺激子宫穴（主治肌瘤的要穴），先左后右。

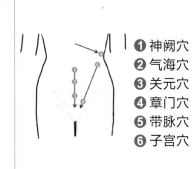

❶神阙穴
❷气海穴
❸关元穴
❹章门穴
❺带脉穴
❻子宫穴

刮痧治病一身轻

第三步 下肢

　　肝经：沿下肢内侧中间从内脚踝向上刮到膝关节，再从膝关节向上刮到大腿根部，重点刺激三阴交穴（疏肝健脾）、太冲穴（理气通络、疏肝解郁）。

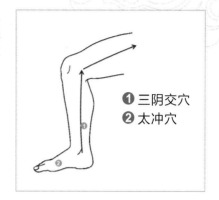

❶三阴交穴
❷太冲穴

　　胆经：沿下肢外侧中间从膝关节向下刮到外脚踝，刮拭12板，重点刺激胃经丰隆穴（和胃化浊、行气化痰）。

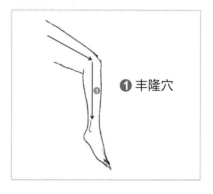

❶丰隆穴

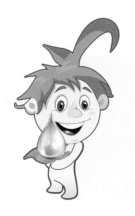

神奇精油小贴士

　　可在背部和下肢刮痧、按摩时滴入单方精油檀香、柠檬、葡萄柚、杜松果、丝柏各2滴，轻轻按摩至全部吸收。

糖尿病

糖尿病是一种全身慢性代谢性疾病，是由于体内胰岛素的相对或绝对不足而引起的糖、脂肪、蛋白质的代谢紊乱。主要特点是高血糖和尿糖。临床早期无明显症状，继续发展可出现多尿、多饮、多食、疲乏、消瘦等症候群，严重时可发生酮症酸中毒。

刮痧小神板

第一步 背部

先刮督脉：从大椎穴向下刮到命门穴，刮拭12板。

再刮膀胱经：从大椎穴旁开2指向下刮到腰部肾俞穴，刮拭12板，重点刺激脾俞穴（健脾利湿升清）、三焦俞穴（调理三焦）、肾俞穴（益肾助阳），先左后右。

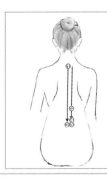

❶ 大椎穴
❷ 命门穴
❸ 脾俞穴
❹ 三焦俞穴
❺ 肾俞穴

第二步 腹部

任脉：从中脘穴向下刮到肚脐神阙穴，再过肚脐向下刮到耻骨，刮拭12板，重点刺激中脘穴（健脾和胃）、水分穴（通调水道）、气海穴（益气助阳补肾）。

脾经：从脐旁4指大横穴（疏肝理气和胃）斜向下刮到耻骨，刮拭12板，先左后右。

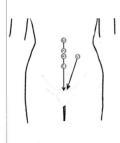

❶ 中脘穴
❷ 水分穴
❸ 神阙穴
❹ 气海穴
❺ 大横穴

第三步 上肢

肺经：沿上肢内侧前缘从上臂向下刮到肘关节，再从尺泽穴向下刮到拇指，刮拭12板，重点刺激尺泽穴、少商穴（宣通肺气）。

三焦经：沿上肢外侧中间从上臂向下刮到肘关节，再从肘关节向下刮到无名指，刮拭12板，重点刺激阳池穴（生津止渴、益阴增液）。

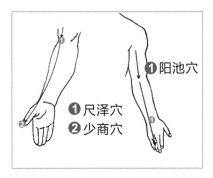

❶ 阳池穴

❶ 尺泽穴
❷ 少商穴

第四步 下肢

脾经：沿下肢内侧前缘从内脚踝向上刮到膝关节，再从膝关节向上刮到大腿根部，重点刺激血海穴、三阴交穴（健脾养血）。

胃经：沿下肢前侧由大腿根部向下刮到膝关节，再从膝关节向下刮到足二趾，刮拭12板，重点刺激足三里穴（调理胃气）。

肾经：沿下肢内侧后缘从内脚踝向上刮到膝关节，再从膝关节向上刮到大腿根部，重点刺激复溜穴、太溪穴（益肾水、清其源）。

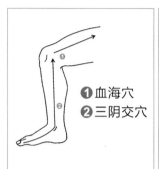

❶血海穴
❷三阴交穴

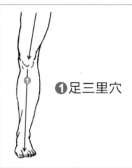

❶足三里穴

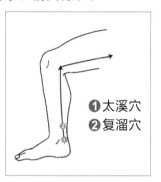

❶太溪穴
❷复溜穴

患有眼部并发症人群：

参考第2章眼部刮拭方法，每天坚持刮拭眼部3~5分钟。

患有脚部并发症人群：

可坚持每天泡脚后，用杜松果、柠檬精油各2滴轻轻按摩脚部，从脚踝到脚趾。

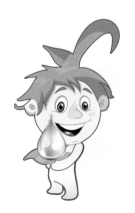

神奇精油小贴士

可用单方精油薄荷、柠檬、檀香各2滴，配合刮痧按摩胰腺反射区。

第5章
小儿黄金十年 健康体质首选

食积、厌食

小儿食积是指由于喂养不当，暴饮暴食，过多地喂给生冷油腻之食物，损伤脾胃，使脾胃运化功能失职，不能正常地腐熟水谷，停滞不化，胃气不降，反而上逆而引起食物积滞、出现呕吐或泄泻的一种病症。严重的会导致面黄肌瘦、肌肉萎缩、神疲乏力、发育迟缓、代谢异常、注意力不集中、免疫低下等。

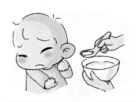

🔲 刮痧小神板

第一步 背部中焦

　　督脉： 从肩胛下角齐平位置至阳穴向下刮到腰带上方位置，刮拭12板。

　　膀胱经： 从至阳穴旁开2指从膈俞穴（活血通瘀）向下刮到大肠俞穴，刮拭12板，重点刺激脾俞穴、胃俞穴（补中益气、健脾和胃），先左后右。

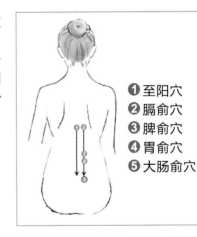

❶ 至阳穴
❷ 膈俞穴
❸ 脾俞穴
❹ 胃俞穴
❺ 大肠俞穴

第二步 腹部

　　任脉： 从胸骨剑突下端刮到肚脐神阙穴，重点刺激上脘穴（通降胃气）、中脘穴（醒脾开胃）。

　　重点刮拭肚脐旁开3指的天枢穴（通调脏腑、理气行滞）、章门穴（疏肝降胃），刮拭12板，先左后右。

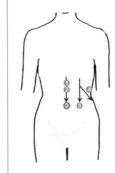

❶ 上脘穴
❷ 中脘穴
❸ 神阙穴
❹ 章门穴
❺ 天枢穴

第三步 下肢

胃经：沿下肢前侧从大腿根部向下刮到膝关节，再从膝关节向下刮到脚面，刮拭12板，重点刺激梁丘穴、足三里穴、内庭穴（理气和胃、补中益气）。

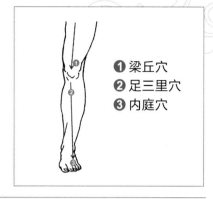

❶ 梁丘穴
❷ 足三里穴
❸ 内庭穴

第四步 手掌

刮八卦，以掌心为圆心，从圆心到中指指根横纹为半径的圆，以逆时针方向刮拭。

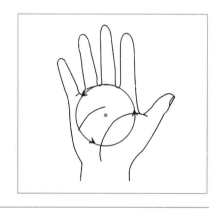

第五步 脊柱

捏脊5次，两手沿着脊柱的两旁，用捏法把皮捏起来，边提捏，边向前推进，由尾骶部捏到枕项部，重复3～5遍。

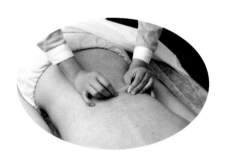

小儿的消化吸收能力差，在家可多借助单方精油柠檬、肉桂、茴香、葡萄柚各2滴，香薰或刮痧后按摩至全部吸收。

也可在捏脊后，取任意三款精油各1滴，轻轻按摩至全部吸收。

发育迟缓

发育迟缓是指在生长发育过程中出现速度放慢或是顺序异常等现象。发病率在6%～8%之间。在正常的内外环境下，儿童能够正常发育，一切不利于儿童生长发育的因素均可不同程度地影响其发育，从而造成儿童的生长发育迟缓。

长期的发育迟缓会导致情绪不稳、自控能力差、冲动任性、多动、注意力集中困难、学习困难、脑功能轻微失调等。

刮痧小神板

第一步 头部

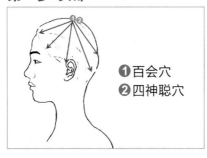

❶百会穴
❷四神聪穴

先刮全头：按照放射性方法从头顶百会穴向发际方向刮拭全头，每条线刮拭12板。

重点刺激督脉的百会穴（醒脑开窍、安神定志）和经外奇穴四神聪穴（清利头脑、健脑益智），先左后右。

第二步 背部

颈部督脉：从后头枕骨向下刮到大椎穴，再由大椎穴向下刮到腰部命门穴，刮拭12板，重点刺激身柱穴（通阳解表、散热邪）。

背部膀胱经：从脊椎旁开2指刮拭背部上、中、下三焦，重点刺激大杼穴(宣通肺气、促进大肠传导功能)、心俞穴、肝俞穴、脾俞穴（健脾养血）、肾俞穴（滋补肝肾），由上到下刮拭12板，先左后右。

刮拭夹脊穴：与脊柱平行的双侧华佗夹脊穴，从心俞穴向下到肾俞穴立板滑按7次，然后用双手拇指推按7次，先左后右。

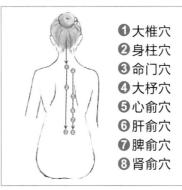

❶大椎穴
❷身柱穴
❸命门穴
❹大杼穴
❺心俞穴
❻肝俞穴
❼脾俞穴
❽肾俞穴

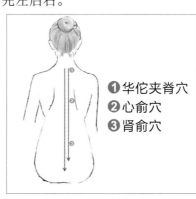

❶华佗夹脊穴
❷心俞穴
❸肾俞穴

刮痧治病一身轻

第三步 腹部

任脉：从胸骨剑突下端刮到肚脐神阙穴，再从神阙穴向下刮到耻骨，重点刺激中脘穴（醒脾开胃）、气海穴（补气养血）。

脾经胃经：整板从肋下向耻骨刮拭，重点刺激天枢穴（健脾和胃、助气血生化），先左后右。

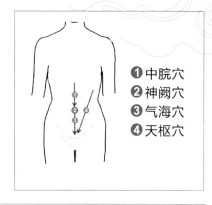

❶ 中脘穴
❷ 神阙穴
❸ 气海穴
❹ 天枢穴

第四步 下肢

脾经：沿下肢内侧前缘由足大趾向上刮到膝关节，再从膝关节向上刮到大腿根部，刮拭12板，重点刺激血海穴、三阴交穴（健脾利湿、行气活血）。

胃经：沿下肢前侧从大腿根部向下刮到膝关节，再从膝关节向下刮到脚面，重点刺激足三里穴（调理脾胃、补中益气）、内庭穴（清热和胃），刮拭12板。

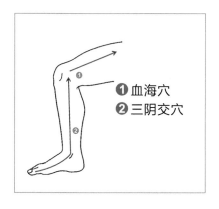

❶ 血海穴
❷ 三阴交穴

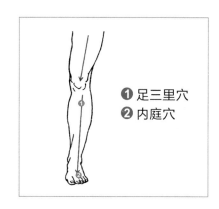

❶ 足三里穴
❷ 内庭穴

小儿的身心健康，重在及早调养。家长可每天针对性地刮痧按摩华佗夹脊穴，营养脊椎神经，提高免疫力。辅以单方精油檀香、肉桂、葡萄柚各2滴，香薰或刮痧后按摩至全部吸收。

刮痧妙法三 假性近视

假性近视是一种屈光不正的眼病，外观眼部一般无明显异常，只是眼在调节状态下，平行光线经眼屈光后所成焦点在视网膜之前，故患眼远距离的物体辨认发生困难，即近看清楚，远看模糊。

临床表现为视力减退，视物模糊等。及早防治以免影响学业和就业。

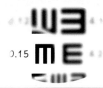

刮痧小神板

第一步 眼部

　　眉骨：从眉头刮到眉尾，刮拭12板，重点刺激攒竹穴（缓解视疲劳）、睛明穴（养血明目）、丝竹空穴（清利头目），先左后右。

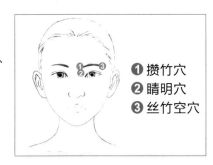

① 攒竹穴
② 睛明穴
③ 丝竹空穴

　　点刮太阳穴（疏通眼睑局部瘀热）7板，从太阳穴向外刮到发际，刮拭12板，先左后右。

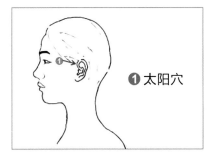

① 太阳穴

　　从睛明穴沿下眼睑刮到太阳穴，刮拭12板，重点刺激四白穴（清脾胃湿热、调和眼部气血），先左后右。

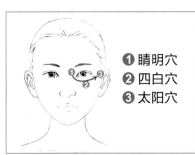

① 睛明穴
② 四白穴
③ 太阳穴

刮痧治病一身轻

第二步 头部

刮拭头部胆经，从耳前上关穴，绕耳向后刮到耳后风池穴，重点刺激上关穴（清利头目）、风池穴（疏通目窍、调和眼部气血），先左后右。

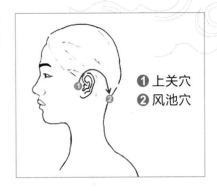

❶ 上关穴
❷ 风池穴

第三步 上肢

大肠经：沿上肢外侧前缘从肘横纹向下刮到食指，重点刺激合谷穴（清阳明之热），刮拭12板。

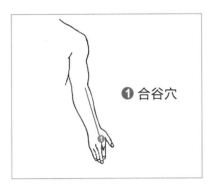

❶ 合谷穴

第四步 下肢

胆经：沿下肢小腿外侧中间，胆经从膝关节向下刮到外踝骨上方，重点刺激光明穴（联络肝胆气血以明目）。

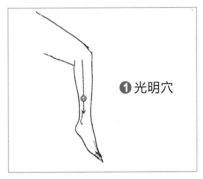

❶ 光明穴

假性近视，重在坚持，每天1～2次调理，疏通眼部气血，调理经络脏腑，终生受益。

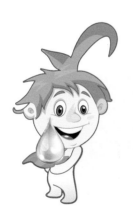

神奇精油小贴士

可在刮痧后滴入单方精油迷迭香、丝柏、薄荷精油各2滴，轻轻按摩至吸收，营养神经，促进眼部血液循环，清凉醒脑。

湿疹

> 湿疹是常见的过敏性皮肤炎症，好发于四肢、面部、阴囊处，严重的则泛发全身，由于搔抓，可发生糜烂、化脓、结痂、剧痒，易反复发作转为慢性。

刮痧小神板

第一步 背部上焦

督脉：从大椎穴向下刮到腰带齐平位置，重点刺激大椎穴（清诸阳之邪热），刮拭12板。

膀胱经：由大椎穴旁开2指向下刮到腰带齐平位置，刮拭12板，重点刺激肺俞穴（宣肺解表）、膈俞穴（活血养血、祛风润燥）、肝俞穴、脾俞穴（滋阴健脾），先左后右。

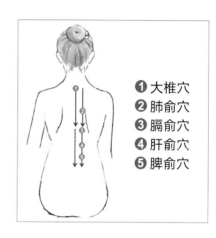

❶ 大椎穴
❷ 肺俞穴
❸ 膈俞穴
❹ 肝俞穴
❺ 脾俞穴

第二步 腹部

任脉：从中脘穴向下刮到耻骨，重点刺激中脘穴（调和肠胃），刮拭12板。

配合加强刺激脐旁3指的天枢穴、4指的大横穴（健脾养血、调和肠胃）。

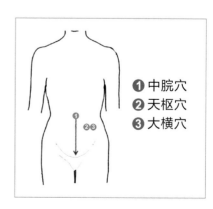

❶ 中脘穴
❷ 天枢穴
❸ 大横穴

第三步 上肢

肺经：沿上肢内侧前缘从上臂向下刮到肘关节，再从尺泽穴向下刮到拇指，刮拭12板，重点刺激孔最穴、太渊穴（调理肺气）。

大肠经：沿上肢外侧前缘从上臂向下刮到肘关节，再从肘横纹曲池穴向下刮到食指，刮拭12板，重点刺激肩髃穴（清热止痒）、曲池穴（疏风清热）、合谷穴（清热解表）。

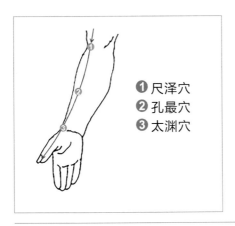

❶ 尺泽穴
❷ 孔最穴
❸ 太渊穴

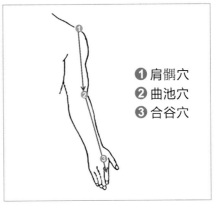

❶ 肩髃穴
❷ 曲池穴
❸ 合谷穴

第四步 下肢

脾经：沿下肢内侧前缘由足大趾向上刮到膝关节，再从膝关节向上刮到大腿根部，刮拭12板，重点刺激三阴交穴、阴陵泉穴、血海穴（祛风、养血、润燥）。

配合加强刺激肝经的蠡沟穴（清肝热、利下焦），胃经的丰隆穴（健脾和胃、清热利湿）。

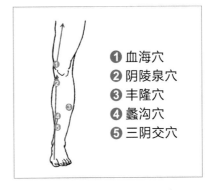

❶ 血海穴
❷ 阴陵泉穴
❸ 丰隆穴
❹ 蠡沟穴
❺ 三阴交穴

急性发作时，可以滴2滴刮痧精油、2滴薰衣草精油，调匀涂抹到患处。

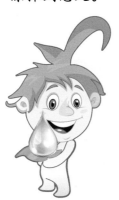

神奇精油小贴士

可在刮痧后滴入单方精油蓝桉、白千层、薰衣草各2滴，轻轻按摩至吸收。

第6章
刮痧急救小妙招

急性鼻炎

> 急性鼻炎是一种常见的鼻腔黏膜急性感染性疾病，表现为鼻干、鼻痒、鼻塞、打喷嚏、清水样鼻涕逐渐转变为黏液样鼻涕，嗅觉减退，并伴有全身的不适。

刮痧小神板

　　鼻炎的刮痧，可以双手左右两边一起进行，也可以按照先左后右的顺序。鼻炎刮痧我们分6步来完成：

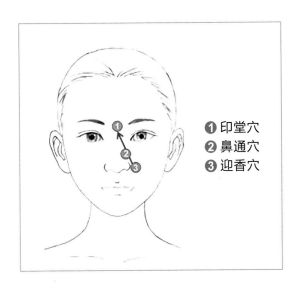

① 印堂穴
② 鼻通穴
③ 迎香穴

　　第一步　用板角刮拭迎香穴（清泻肺热）左右各12板；居家自己操作时，可以用左手刮左迎香，右手刮右迎香。

　　第二步　用板角刮拭鼻柱中间鼻通穴（宣通鼻窍），左右各12板。

　　第三步　用板的1/3刮拭印堂穴（宣通鼻窍、清邪热），刮拭12板。

　　第四步　从迎香穴连线向上刮到印堂穴，刮拭12板。

　　第五步　加强刺激点按鼻通穴、迎香穴、印堂穴这3个穴位3次。

　　第六步　按摩疏通，从迎香穴连线拉抹到印堂穴5次。

刮痧治病一身轻

配合每周身体调理，解除致病的根源

上肢

手臂肺经：从肘横纹沿上肢内侧前缘向下刮到拇指少商穴，刮拭12板，重点刺激列缺穴、太渊穴（宣肺气、祛风邪）各7板。

大肠经：从肘横纹沿上肢外侧前缘曲池穴向下刮到食指，刮拭12板，重点刺激曲池穴、合谷穴（宣肺通鼻、清泻肺热）各7板。

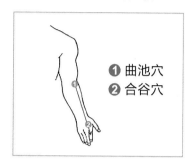

❶ 列缺穴
❷ 太渊穴
❸ 少商穴

❶ 曲池穴
❷ 合谷穴

背部

先刮拭督脉：从大椎穴向下刮到腰带齐平位置，刮拭12板。

再刮膀胱经：从大杼穴向下刮到肾俞穴，刮拭12板，重点刺激肺俞穴（益肺气、通鼻窍）、脾俞穴、肾俞穴（补肾健脾、扶正通窍）。

下肢

脾经：由足大趾沿下肢内侧前缘向上刮到膝关节，刮拭12板，重点刺激阴陵泉穴及肾经复溜穴（理脾祛湿、补肾清热）。

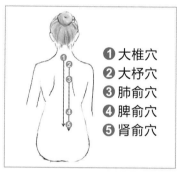

❶ 大椎穴
❷ 大杼穴
❸ 肺俞穴
❹ 脾俞穴
❺ 肾俞穴

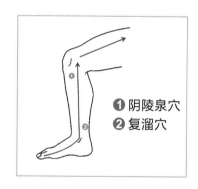

❶ 阴陵泉穴
❷ 复溜穴

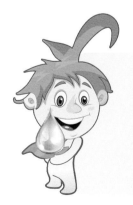

神奇精油小贴士

可在刮痧、按摩时滴入蓝桉、白千层精油各2滴，轻轻按摩至全部吸收。急性发作期当下即可缓解症状。

熏蒸法：一杯热水，滴入蓝桉、薄荷精油各2滴，用鼻子深呼吸吸入；或者直接滴1滴到人中穴。

牙痛归根结底与脾胃和肾的关系较大。肾主骨。齿为肾之余，肾气足则牙齿固。脾主肌肉，脾气虚，胃火上炎，引发牙周炎。

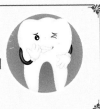

刮痧小神板

第一步 先刮拭牙痛的一侧

咬紧牙齿，最高点即为颊车穴（通络止痛），这个穴位是治疗牙痛的有效穴位。从颊车穴向下刮拭12板，刮完病侧再刮健侧。

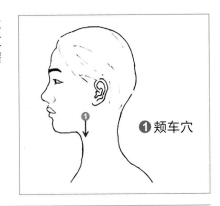

❶颊车穴

第二步 有效穴

点刮下颌处的承浆穴，刮7板，承浆穴配颊车穴、合谷穴，是快速治疗牙痛的经验穴。

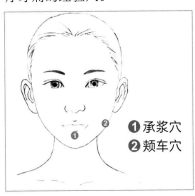

❶承浆穴
❷颊车穴

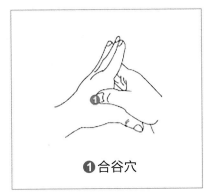

❶合谷穴

备注：下牙痛往上刮，上牙痛往下刮。

第三步 手臂的大肠经

从上向下分两段刮拭：

沿上肢外侧前缘从肩刮到肘横纹的曲池穴（清热泻火），再从曲池穴刮到手腕部，刮拭12板，重点刮拭合谷穴（清热泻火、消肿止痛）。

左侧刮完，再刮右侧的大肠经。

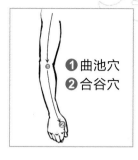

❶曲池穴
❷合谷穴

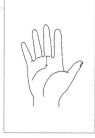

手部

手掌中指的正下方反射区，刮到掌纹的第一条线上。

经常牙痛的人，可以将刮板带在身边，随时拿出来自我刮拭脾经、胃经保健。

下肢

脾经：沿下肢内侧前缘从内脚踝向上刮到膝关节，重点刺激血海穴、三阴交穴（健脾养血）。

胃经：沿下肢前侧从膝关节向下刮到足二趾，刮拭12板，重点刺激足三里穴（调理胃气）。

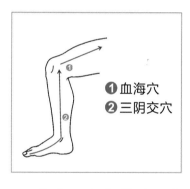

❶血海穴
❷三阴交穴

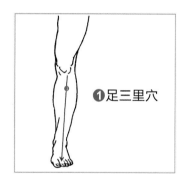

❶足三里穴

牙痛正在发作时，也可以滴1滴薰衣草、茶树精油到棉签上，点按住病患的那颗牙齿20秒，迅速缓解疼痛。

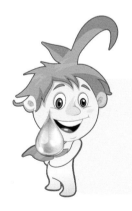

神奇精油小贴士

小配方：可取薰衣草、茶树精油各1滴，点涂颊车穴、承浆穴和人中穴。也可在刮痧后各滴2滴按摩，促进营养吸收。

急性踝关节扭伤

> 急性踝关节扭伤系因间接外力所致，临床表现为扭伤部位肿胀、疼痛，行动障碍。
>
> 切记：扭伤当天不要热敷和推拿，以免局部血管扩张，发生渗血和加重水肿。24小时后可以采用热敷、刮痧方法治疗，遵循近取法施治原则。

刮痧小神板

第一步 患处

扭伤患处24小时内采用冷敷，尽量减少活动用力，卧床休息。刮拭扭伤对侧的部位，从四周向患处刮拭，刮拭12板。

24小时后，在患侧四周向患处刮拭，刮拭12板；然后同时刮拭健侧的反射区，从四周向患处刮拭，刮拭12板。

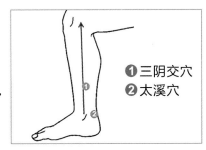

❶三阴交穴
❷太溪穴

第二步 下肢

脾经： 沿下肢内侧前缘从内脚踝向上刮到膝关节，重点刺激刮拭三阴交穴（健脾助运布津）、太溪穴（滋阴补肾）。

重点刺激昆仑穴（活血化瘀止痛），刮拭12板。

先健侧后患侧。

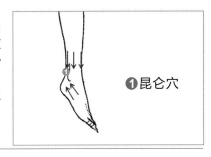

❶昆仑穴

急性腰扭伤：

沿下肢后侧从大腿向下刮到腿后腘窝处，再向下刮到承山穴,重点刺激委中穴、承山穴（通调膀胱之脉）。

经验穴：手掌侧端的后溪穴（疏筋脉而通督脉）刮拭12板，先健侧后患侧。

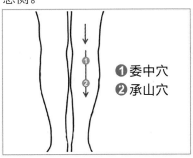

❶委中穴
❷承山穴

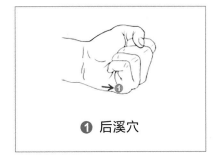

❶ 后溪穴

急性髋关节扭伤：

重点刺激刮拭骶骨的八髎穴（疏通膀胱经气、行气化瘀）、环跳穴、风市穴（疏通经络、运行气血），刮拭12板，先健侧后患侧。

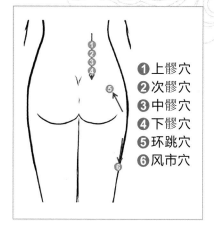

❶ 上髎穴
❷ 次髎穴
❸ 中髎穴
❹ 下髎穴
❺ 环跳穴
❻ 风市穴

容易发生急性扭伤，除了生理性关节、骨骼退化外，中医讲是因为肾气亏虚，肝血不足造成，可以辅助以身体调理，如刮拭背部中下焦肝肾反射区和经络。

督脉：从肩胛下角齐平位置向下刮到腰带命门穴，刮拭12板，重点刺激命门穴（补肾壮阳固本）。

膀胱经：从肝俞穴向下刮到大肠俞穴，刮拭12板，重点刺激肝俞穴（疏肝理气）、肾俞穴（益肾助阳）、志室穴(强腰壮膝)。

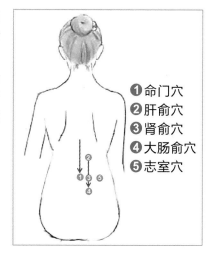

❶ 命门穴
❷ 肝俞穴
❸ 肾俞穴
❹ 大肠俞穴
❺ 志室穴

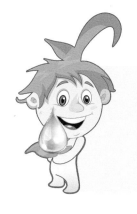

神奇精油小贴士

可在刮痧、按摩时滴入单方精油檀香、肉桂、丹参各2滴，轻轻按摩至全部吸收，然后热敷药泥祛寒止痛。

发烧是指致热源直接作用于体温调节中枢，体温中枢功能紊乱或各种原因引起的产热过多、散热减少，导致体温升高超过正常范围的情形。感冒发烧对人体有利也有害，发烧时人体免疫功能明显增强，这有利于清除病原体和促进疾病的痊愈。因此，体温不太高时不必用退烧药，只需密切注意体温变化，当体温超过38.5℃时，就要及时吃退烧药了。

刮痧小神板

第一步 泻刮全头

可以采用放射性的刮法，先刮头顶也就是百会穴（潜镇肝阳、引血下行）12板。

然后从头顶向发际刮拭，每条线刮拭12板，重点泻刮枕部风池穴（疏风解表）12板。

风池穴取穴：双手掌心贴住耳朵，十指自然张开，拇指自然横放，恰好落在后发际线上1寸处，两边凹陷处即为穴位。风池穴是泻热的要穴之一。

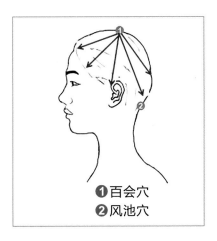

❶ 百会穴
❷ 风池穴

第二步 背部上焦

背部督脉：从大椎穴（泻热、宣肺平喘）向下刮到肩胛下角齐平位置，采用泻刮的手法，力度大，速度快，刮拭12板。

再刮拭膀胱经：从脊椎旁开2指向下刮到肩胛下角齐平位置，重点是大杼穴下2指的肺俞穴（宣肺解表），刮拭12板。

然后快速搓热大椎穴、肺俞穴，先左后右。

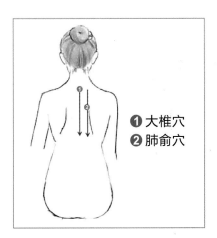

❶ 大椎穴
❷ 肺俞穴

第三步 上肢

肺经：沿上肢内侧前缘从上臂向下刮到肘关节，再从尺泽穴向下刮到拇指，刮拭12板，重点刺激尺泽穴（理肺止咳、滋阴）、列缺穴（开窍醒神）。

大肠经：沿上肢外侧前缘从肘横纹曲池穴（清热利湿）向下刮到食指，刮拭12板，重点刺激合谷穴（疏风、清热解表）。

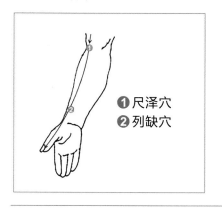

❶尺泽穴
❷列缺穴

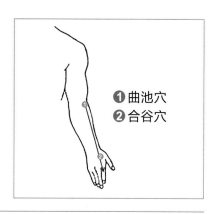

❶曲池穴
❷合谷穴

大椎穴 曲池穴 风池穴：这3个穴位是泻热的要穴，也是我们居家保健的要穴。遇有身体不适，在感冒发烧的初期，按照上述3步，操作15分钟左右。操作得当，多喝热水，保持充足的睡眠就能快速痊愈。

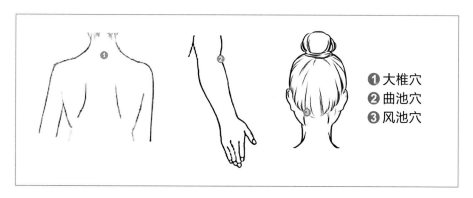

❶大椎穴
❷曲池穴
❸风池穴

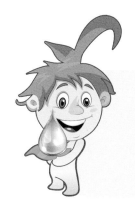

神奇精油小贴士

可在刮痧、按摩时滴入单方精油黑胡椒、蓝桉、姜各2滴，快速搓热大椎、曲池、风池3个穴位。鼻塞患者可将精油滴在热水中闻嗅。

休克的主要特点是代谢紊乱和全身各系统的机能障碍。简言之，休克就是机体对有效循环血量减少的反应，是组织灌流不足引起的代谢和细胞受损的病理过程。

刮痧小神板

第一步 急救

泻刮六大强壮穴

头部：百会穴、人中穴（升阳提神、回阳救逆首选穴位），泻刮12板。

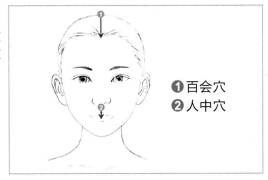

❶百会穴
❷人中穴

手臂：内关穴、合谷穴（补气、安神），泻刮12板。

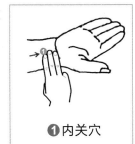

❶内关穴

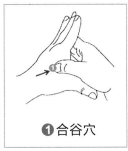

❶合谷穴

下肢：足三里穴（补气、调理全身气机）、涌泉穴（开窍醒神、交济心肾），泻刮12板。

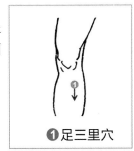

❶足三里穴

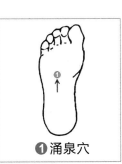

❶涌泉穴

第二步 背部上焦

　　先刮督脉：从大椎穴向下刮到肩胛下角齐平位置至阳穴（心脏急救穴），由上到下刮拭12板。

　　再刮膀胱经：由大椎穴旁开2指向下刮到肩胛下角，刮拭12板，重点刺激心俞穴（补心安神），先左后右。

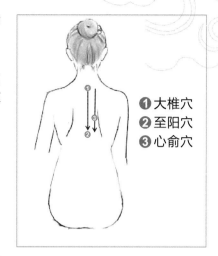

❶大椎穴
❷至阳穴
❸心俞穴

　　有效循环血量依赖于充足的血容量、有效的心搏数量和完善的周围血管张力3个因素。刮痧有利于修复血管张力和改善微循环，效果奇佳。

　　坚持每天1次或每周2~3次，刮拭六大强壮穴5分钟，可有效预防、减少心脑血管病的发生。

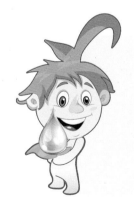

神奇精油小贴士

　　可在刮痧、按摩时滴入单方精油丹参、薄荷各2滴，轻轻按摩促进营养吸收。

　　急性晕厥时，滴1滴薄荷精油在人中穴，或在鼻下吸嗅，提神醒脑。

急性肠胃炎

> 　　急性肠胃炎是胃肠黏膜的急性炎症，临床主要表现为恶心、呕吐、食欲不振、腹痛、腹泻、发热等。本病常见于夏秋季，其发生多由于饮食不当，暴饮暴食；或食入生冷腐馊、秽浊不洁的食品。如不及时治疗，严重的会导致失水、酸中毒或休克等疾病。

刮痧小神板

第一步 背部中焦

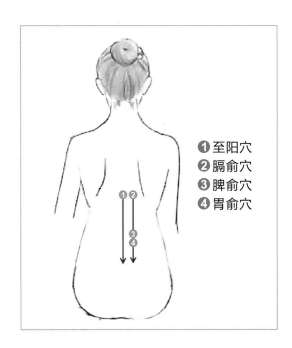

❶至阳穴
❷膈俞穴
❸脾俞穴
❹胃俞穴

　　督脉：从肩胛下角齐平位置至阳穴向下刮到腰带上方位置，刮拭12板。

　　膀胱经：从至阳穴旁开2指膈俞穴向下刮到胃俞穴，刮拭12板，重点刺激膈俞穴（行气导滞）、脾俞穴、胃俞穴（健脾和胃），先左后右。

刮痧治病一身轻

第二步 腹部

任脉：从胸骨剑突下端刮到肚脐神阙穴，重点刺激中脘穴（和胃健脾）。

胃经：从中脘穴旁开3指向下刮到小腹部，重点刮拭不容穴、梁门穴、天枢穴、大巨穴（理气健脾、消食导滞），刮拭12板，先左后右。

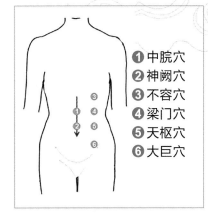

① 中脘穴
② 神阙穴
③ 不容穴
④ 梁门穴
⑤ 天枢穴
⑥ 大巨穴

第三步 下肢

胃经：沿下肢前侧从膝关节向下刮到脚面，刮拭12板，重点刺激梁丘穴（理气和胃）、足三里穴（健脾培元）。

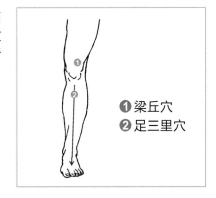

① 梁丘穴
② 足三里穴

经常性脾胃不和的人群，坚持每天刮拭足三里穴（通经和胃，俗称老母鸡穴）、三阴交穴（调补脾胃）2分钟，可提高免疫力，常年刮，不复发。

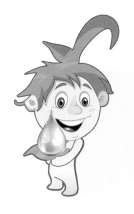

神奇精油小贴士

可在刮痧、按摩时滴入单方精油葡萄柚、肉桂、茴香、黑胡椒各2滴，轻轻按摩促进营养吸收，缓解炎症。

鼠标手就是腕管综合证，是最常见的周围神经卡压性疾患。妊娠期、哺乳期或停经期妇女常发生，也见于风湿或类风湿性关节炎、腱鞘囊肿等患者身上。

刮痧小神板

第一步　上肢

　　肺经：沿上肢内侧前缘从尺泽穴向下刮到拇指，刮拭12板，重点刺激列缺穴（开窍醒神）。

　　心包经：沿上肢内侧中间从曲泽穴向下刮到中指，刮拭12板，重点刺激曲泽穴、内关穴、大陵穴（疏通经络）。

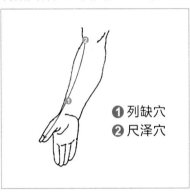

❶列缺穴
❷尺泽穴

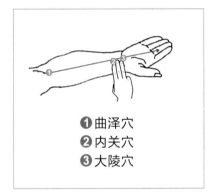

❶曲泽穴
❷内关穴
❸大陵穴

第二步　手腕

　　刮拭手腕部一周，手部6条经络，刮拭12板，先左后右。

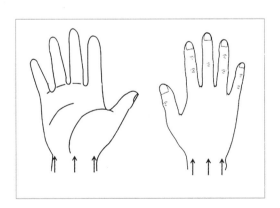

第三步 手掌

从腕关节分三条线刮；第一条到掌心明堂，第二条到拇指，第三条到小指根部。每一条线刮拭12板。

第四步 手背

点按、点刮合谷穴、八邪穴（疏风散热、止痛通络），每个穴位12板，先左后右。

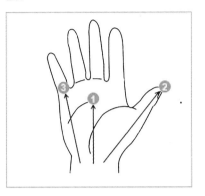

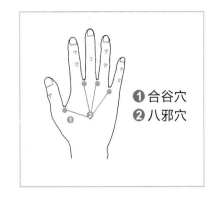

❶合谷穴
❷八邪穴

阿是穴即疼痛部位，可重点多加强疏通几板，以促进血液循环而达到缓解疼痛的目的。

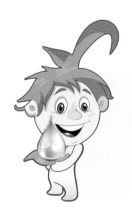

神奇精油小贴士

可在刮痧、按摩时滴入单方精油姜、肉桂、葡萄柚各2滴，轻轻按摩促进营养吸收，缓解炎症疼痛。

耳鸣

> 耳鸣是一种在没有外界声、电刺激条件下，人耳主观感受到的声音，鸣响不止，或时发时止，妨碍听觉。药物中毒、噪声损伤、急性传染病、颅脑外伤及老年性耳聋都会导致耳鸣现象。

刮痧小神板

第一步 头部

1.刮拭距耳尖2指宽度，绕耳后一周从耳尖角孙穴向后刮到耳下翳风穴（疏通胆经经气），从前向后刮拭12板。

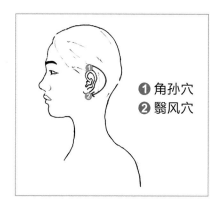

❶角孙穴
❷翳风穴

2.刮拭耳前，从耳门穴向下刮拭到耳下垂听会穴，刮拭12板，重点刺激耳门穴、听宫穴、听会穴（疏通胆经经气以开其闭）。

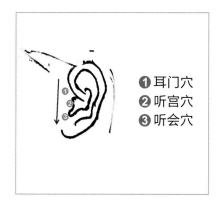

❶耳门穴
❷听宫穴
❸听会穴

耳鸣多由于肝肾亏虚导致，配合肝肾经脉及反射区调理，长期刮拭不复发。

第二步 下肢

肝经：沿下肢内侧中间从内脚踝向上刮到膝关节，再从膝关节向上刮到大腿根部，重点刺激太冲穴、脾经阴陵泉穴（理气通络、清泻肝胆之火）。

脚踝部：重点刺激太溪穴（益肾养阴），刮拭12板。

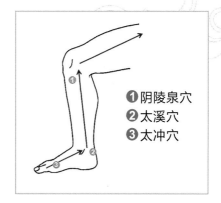

❶阴陵泉穴
❷太溪穴
❸太冲穴

第三步 上肢

心经：沿上肢内侧后缘，从肘横纹的少海穴（清心安神）向下刮到小指，刮拭12板。

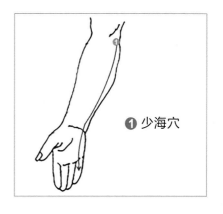

❶少海穴

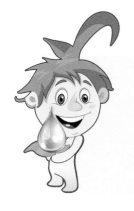

神奇精油小贴士

可在刮痧、按摩时滴入单方精油柠檬、檀香各2滴，轻轻按摩至全部吸收。

刮板随身携带，每天刮拭头部、耳周3分钟。

附录 十四经络 刮痧用活

经络学说是祖国医学基础理论的重要组成部分，主要阐述了人体内部存在着一种运行气血的经络系统。

经络是经脉和络脉的总称，它是人体运行气血，联络脏腑，沟通内外，贯穿上下的径路。

刮痧疗法简便易学，掌握十四正经即可明医明理，放心操作。

正所谓：经络所过，主治所及。就是说，可以选用病灶处巡行的经络来解决问题。

十二经络巡行歌

手之三阴胸内手：

　　上肢的三条阴经，从胸内出发沿手臂内侧向下巡行到手指。

手之三阳手外头：

　　上肢的三条阳经，从手指向上沿手臂外侧巡行到头面。

足之三阴足内腹：

　　下肢的三条阴经，从足部向上沿下肢内侧巡行到胸腹。

足之三阳头外足：

　　下肢的三条阳经，从头面向下沿下肢外侧、前侧、后侧巡行到到足部脚趾。

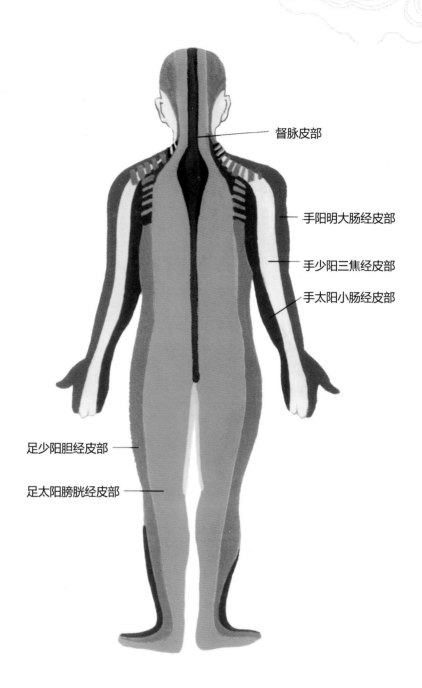

督脉皮部

手阳明大肠经皮部

手少阳三焦经皮部

手太阳小肠经皮部

足少阳胆经皮部

足太阳膀胱经皮部

人体十四经脉背面皮部图

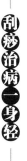

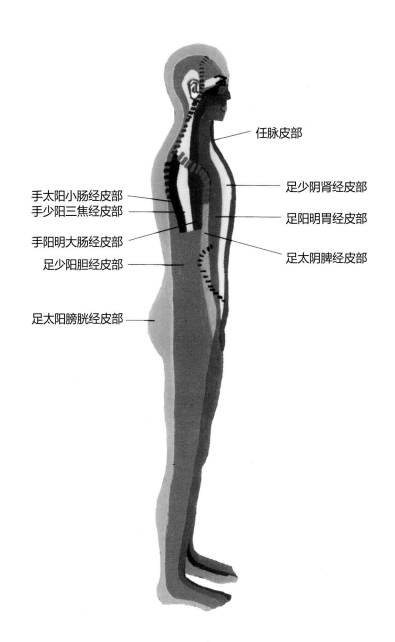

手太阳小肠经皮部　　　　　　　　　任脉皮部

手少阳三焦经皮部　　　　　　　　　足少阴肾经皮部

手阳明大肠经皮部　　　　　　　　　足阳明胃经皮部

足少阳胆经皮部　　　　　　　　　　足太阴脾经皮部

足太阳膀胱经皮部

人体十四经脉侧面皮部图

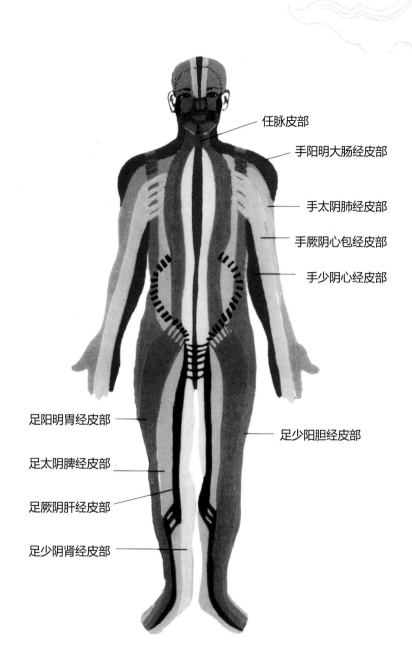

任脉皮部

手阳明大肠经皮部

手太阴肺经皮部

手厥阴心包经皮部

手少阴心经皮部

足阳明胃经皮部

足少阳胆经皮部

足太阴脾经皮部

足厥阴肝经皮部

足少阴肾经皮部

人体十四经脉前面皮部图

督脉

本经共有28个穴位，分布于人体后正中线，起于长强，止于龈交。本经腧穴主治骶、背、头、项局部病症及相应的内脏疾病、神志病。有少数腧穴有泻热作用。

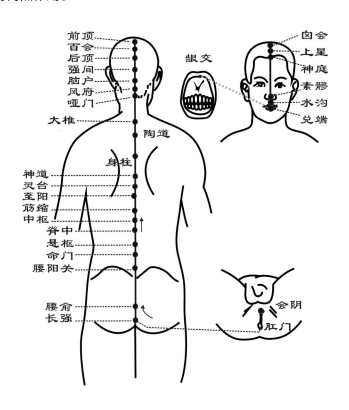

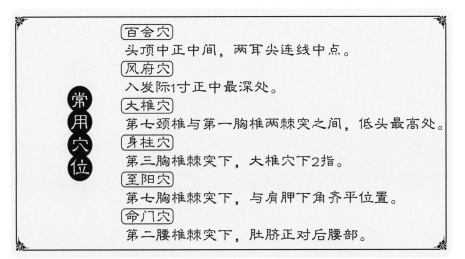

常用穴位

（百会穴）
头顶中正中间，两耳尖连线中点。

（风府穴）
入发际1寸正中最深处。

（大椎穴）
第七颈椎与第一胸椎两棘突之间，低头最高处。

（身柱穴）
第三胸椎棘突下，大椎穴下2指。

（至阳穴）
第七胸椎棘突下，与肩胛下角齐平位置。

（命门穴）
第二腰椎棘突下，肚脐正对后腰部。

任脉

本经共有24个穴位，分布于人体前正中线，起于会阴，止于承浆。本经腧穴主治腹、胸、颈、头面的局部病症及相应的内脏器官病症。部分腧穴有强壮作用，少数腧穴可治疗神志病。

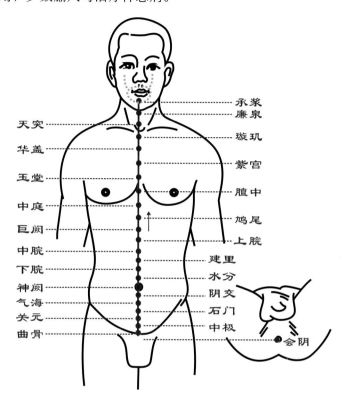

天突　华盖　玉堂　中庭　巨阙　中脘　下脘　神阙　气海　关元　曲骨

承浆　廉泉　璇玑　紫宫　膻中　鸠尾　上脘　建里　水分　阴交　石门　中极

会阴

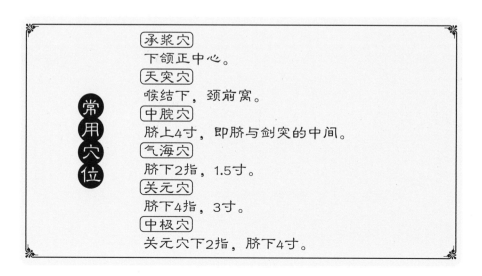

常用穴位

（承浆穴）
下颌正中心。

（天突穴）
喉结下，颈前窝。

（中脘穴）
脐上4寸，即脐与剑突的中间。

（气海穴）
脐下2指，1.5寸。

（关元穴）
脐下4指，3寸。

（中极穴）
关元穴下2指，脐下4寸。

手太阴肺经

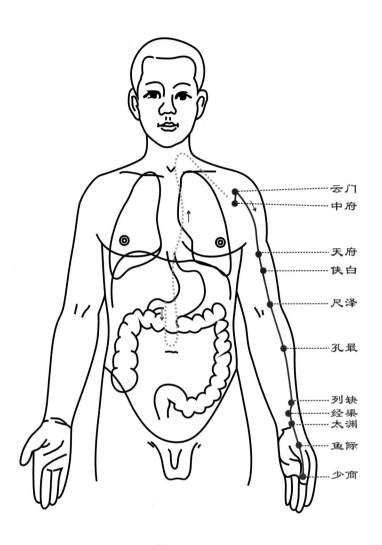

云门
中府
天府
侠白
尺泽
孔最
列缺
经渠
太渊
鱼际
少商

本经腧穴可主治呼吸系统和本经脉所经过部位的病症，例如咳嗽、喘息、咳血、胸闷胸痛、咽喉肿痛、外感风寒及上肢内侧前缘疼痛等。

本经共有11个穴位，起于中焦，下络大肠，还循胃口(下口幽门，上口贲门)，通过膈肌，属肺，至喉部，横行至胸部外上方(中府穴)，出腋下，沿上肢内侧前缘下行，过肘窝入寸口上鱼际，直出拇指指端(少商穴)。分支：从手腕的后方(列缺穴)分出，沿掌背侧走向食指桡侧端(商阳穴)，交于手阳明大肠经。

常用穴位

【中府穴】
前正中线旁开6寸，平第一肋间隙。
【尺泽穴】
肘横纹处，仰掌屈肘取之。
【孔最穴】
尺泽穴与太渊穴连线中点上1寸凹陷中。
【列缺穴】
腕上1指半寸处凹陷中。
【太渊穴】
掌后内侧横纹处凹陷处。

手阳明大肠经

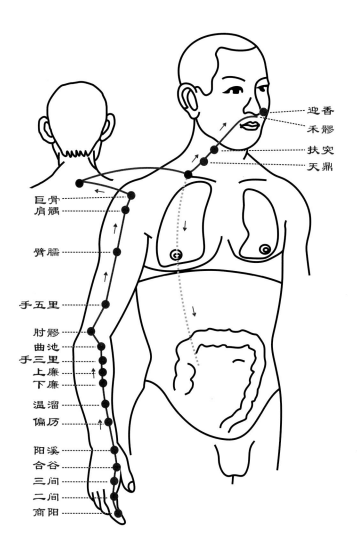

迎香
禾髎
扶突
天鼎

巨骨
肩髃

臂臑

手五里
肘髎
曲池
手三里
上廉
下廉
温溜
偏历

阳溪
合谷
三间
二间
商阳

本经腧穴可主治眼、耳、口、牙、鼻、咽喉等器官病症、胃肠等腹部疾病、热病和本经脉所经过部位的病症，例如头痛、牙痛、咽喉肿痛、各种鼻病、泄泻、便秘、痢疾、腹痛、上肢屈侧外缘疼痛等。

本经共有20个穴位，起于食指桡侧端(商阳穴)，经手背行于上肢外侧前缘，上肩至肩关节前缘，向后到第七颈椎棘突下(大椎穴)，再向前下行，入锁骨上窝(缺盆)，进入胸腔，络肺，向下通过膈肌下行，属大肠。分支：从锁骨上窝上行，经颈部至面颊，入下齿中，回出挟口两旁，左右交叉于人中，至对侧鼻翼旁(迎香穴)，交于足阳明胃经。

常用穴位

〔迎香穴〕
鼻翼旁0.5寸，当鼻唇沟中。
〔肩髃穴〕
肩峰前下方，当肩峰与肱骨大节结之间。
〔臂臑穴〕
三角肌下端。
〔曲池穴〕
屈肘，当肘横纹桡侧端凹陷处。
〔合谷穴〕
食指下第一二掌骨间，约当第二掌骨的桡侧中点。

足阳明胃经

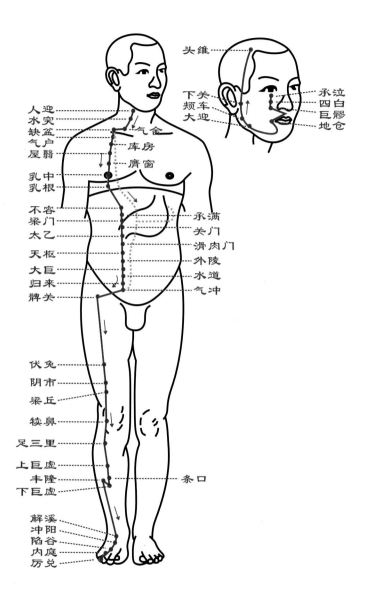

本经腧穴可治疗胃肠等消化系统、神经系统、呼吸系统、循环系统和头、眼、鼻、口、齿等器官病症和本经脉所经过部位的病症，例如胃痛、腹胀、呕吐、泄泻、鼻衄、牙痛、口眼㖞斜、咽喉肿痛、热病、神志病及经脉循行部位疼痛等。

本经共有45个穴位，起于眼下承泣穴，挟鼻上行，左右侧交会于鼻根部，旁行入目内眦，与足太阳经相交，向下沿鼻柱外侧，入上齿中，还出，挟口两旁，环绕嘴唇，在颌唇沟相交于承浆穴，返回沿下颌骨后下缘到大迎穴，沿下颌角上行过耳前，经上关穴，沿发际，至额前。分支：自大迎穴前方下行至人迎穴，沿喉咙向下，行至大椎，折向前行，入缺盆，深入体腔，下行穿过膈肌，属胃，络脾。直行者：从缺盆出体表，沿乳中线下行，挟脐两旁(旁开2寸)，下行至腹股沟处的气街穴。分支：从胃下口幽门处分出，经腹腔内下行到气街穴，与直行之脉会合，而后下行，沿大腿前侧，至膝膑，沿下肢胫骨前缘，下行至足背，入足第二趾外侧端(厉兑穴)。分支：自膝下3寸处(足三里穴)分出，下行至中趾外侧端。分支：从足背上冲阳穴分出，前行入足大趾内侧端(隐白穴)，交于足太阴脾经。

常用穴位

头维穴
额角发际直上0.5寸。

四白穴
平视，瞳孔下1寸，眶下孔凹陷处。

颊车穴
咬牙时局部鼓起处。

人迎穴
喉结旁开2指。

天枢穴
脐旁3指2寸。

归来穴
天枢穴下4寸。

梁丘穴
膝上2寸筋间，手掌放在对侧膝盖骨上，食指尖处。

足三里
膝下4指3寸，胫骨外缘约1寸。

丰隆穴
外踝尖上8寸，约在膝关节和踝关节中间。

足太阴脾经

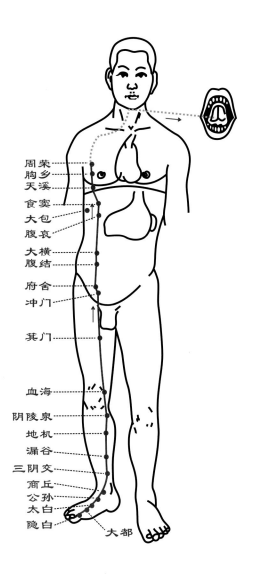

周荣
胸乡
天溪
食窦
大包
腹哀
大横
腹结
府舍
冲门
箕门
血海
阴陵泉
地机
漏谷
三阴交
商丘
公孙
太白
隐白
大都

　　本经腧穴可治疗脾胃等消化系统病症和本经脉所经过部位的病症，例如胃脘痛、恶心呕吐、嗳气、腹胀、便溏、黄疸、身重无力、舌根强痛及下肢内侧肿痛、厥冷等。

刮痧治病一身轻

本经共有21个穴位，起于足大趾内侧端(隐白穴)，沿内侧赤白肉际，上行过内踝的前缘，沿小腿内侧正中线上行，在内踝上8寸处，交出足厥阴肝经之前，上行沿大腿内侧前缘，进入腹部，属脾，络胃，向上穿过膈肌，沿食道两旁，上连舌本，散舌下。分支：从胃别出，上行通过膈肌，注入心中，交于手少阴心经。

常用穴位

大横穴
脐旁5指4寸处，直对锁骨中线。

腹结穴
大横穴下2指1.3寸。

血海穴
膝盖骨内上约2寸，手掌放在对侧膝盖骨上，拇指尖处。

阴陵泉穴
胫骨内下缘凹陷中，与阳陵泉相对。

地机穴
膝下5寸，胫骨后凹陷中。

三阴交穴
足内踝尖上4指3寸处。

手少阴心经

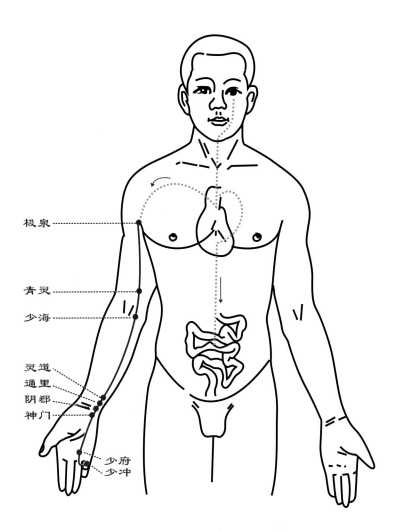

极泉

青灵

少海

灵道
通里
阴郄
神门

少府
少冲

本经腧穴可主治胸部、循环系统、神经系统以及经脉循行所经过部位的病症，例如心痛、心悸、失眠、咽干、口渴、癫狂及上肢内侧后缘疼痛等。

本经共9个穴位，起于心中，属心系，向下穿过膈肌，络小肠。分支：从心系分出，挟食道上行，连于目系。直行者：从心系走出，直行上肺，浅出腋下(极泉穴)，沿上肢内侧后缘，过肘中，经掌后锐骨端，入掌中，沿小指桡侧，至小指桡侧端(少冲穴)，交于手太阳小肠经。

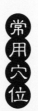

常用穴位

极泉穴
在腋窝顶点，腋动脉搏动处。

少海穴
肘内廉，屈肘横纹头凹陷中。

神门穴
仰掌，在尺侧第一腕掌横纹凹陷中。

手太阳小肠经

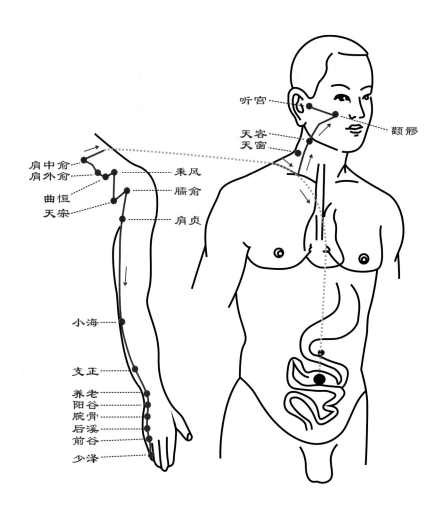

听宫
天容
天窗
颧髎

肩中俞
肩外俞
曲恒
天宗
秉风
臑俞
肩贞

小海

支正

养老
阳谷
腕骨
后溪
前谷
少泽

本经腧穴可主治腹部小肠与胸、心、咽喉病症，神经系统方面病症，头、颈、眼、耳病症，热病和本经脉所经过部位的病症，例如少腹痛、腰脊痛、耳聋、目黄、咽喉肿痛、癫狂及肩臂外侧后缘痛等。

本经共有19个穴位，起于小指外侧端(少泽穴)，经手背，沿上肢外侧后缘，过肘部，到肩关节后面，绕肩胛部，交肩上(大椎穴)，前行入缺盆，深入体腔，络心，沿食道，穿过膈肌，到达胃部，下行，属小肠。分支：从缺盆出来，沿颈部上行到面颊，至目外眦后，返回进入耳中(听宫穴)。分支：从面颊部分出，经眼眶下缘，至目内眦(睛明穴)，交于足太阳膀胱经。

常用穴位

听宫穴
耳屏前凹陷中。

肩外俞穴
第一胸椎棘突下，大杼穴旁开4指3寸。

天宗穴
肩胛冈下凹陷处。

肩贞穴
肩部腋后线上1寸，垂臂取之。

小海穴
肘尖内侧两骨间，和少海相对。

后溪穴
小指外侧后陷中，握拳取之。

足太阳膀胱经

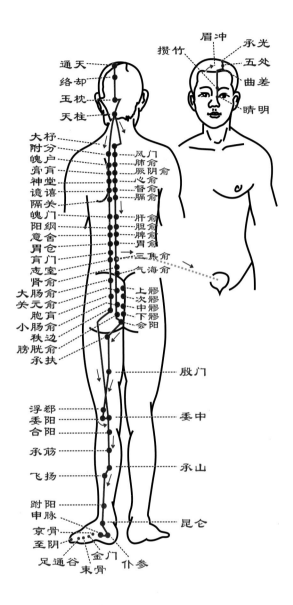

通天 络却 玉枕 天柱
大杼 附分 魄户 膏肓 神堂 谚谚 膈关 魄门 阳纲 意舍 胃仓 肓门 志室 肾俞 肠俞 大关 元胞 小肠 秩边 膀胱俞 承扶

眉冲 承光 五处 曲差 睛明
攒竹

风门 肺俞 厥阴俞 心俞 督俞 膈俞
肝俞 胆俞 脾俞 胃俞 三焦俞 气海俞
上髎 次髎 中髎 下髎 会阳

殷门

浮郄 委阳 合阳 承筋 飞扬 跗阳 申脉 京骨 至阴 足通谷 束骨 金门 仆参

委中

承山

昆仑

本经腧穴可主治泌尿系统、生殖系统、神经系统、呼吸系统、循环系统、消化系统的病症及本经所经过部位的病症，例如癫痫、头痛、目疾、鼻病、遗尿、小便不利及下肢后侧部位的疼痛等症。

刮痧治病一身轻

本经共有67个穴位，起于目内眦(睛明穴)，向上到达额部，左右交会于头顶部(百会穴)。分支：自头顶部分出，到耳上角。直行者：从头顶部分别向后行至枕骨处，进入颅腔，络脑，复出于外，分别下行到项部(天柱穴)，下行交会于大椎穴，再分左右沿肩胛内侧，脊柱两旁(1寸5分)，到达腰部(肾俞穴)，进入脊柱两旁的肌肉，深入体腔，络肾，属膀胱。分支：从腰部分出，沿脊柱两旁下行，经过臀部，沿大腿后侧外缘下行至腘窝中(委中穴)。分支：从后项分出向下，经肩胛内侧，自附分穴挟脊(距背中线3寸)下行至髀枢，经大腿后侧至腘窝中，与前一支脉会合，再下行经过腓肠肌，出走于足外踝后，沿足背外侧缘至小趾外侧端(至阴穴)，交于足少阴肾经。

常用穴位

〔睛明穴〕
位于眼部内侧,内眼角稍上方凹陷处。

〔攒竹穴〕
眉毛内侧边缘凹陷处(当眉头凹陷中,眶上切迹处)。

〔天柱穴〕
后颈部正下方凹陷处，位于后发际正中旁开1.3寸处。

〔大杼穴〕
位于第一胸椎棘突下,旁开1.5寸。

〔殷门穴〕
位于大腿后面,当承扶与委中的连线上,承扶下6寸。

〔委中穴〕
位于人体的腘横纹中点，也就是在膝盖的正后方。

〔承山穴〕
位于小腿后面正中，委中穴与昆仑穴之间。

足少阴肾经

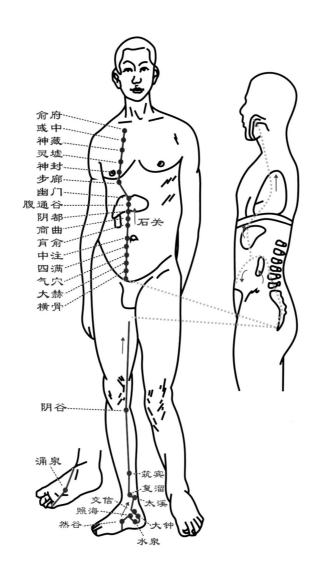

俞府
中
藏
墟
神
灵
封
步
神
廊
幽
门
腹
通谷
阴
都
商曲
肓俞
中注
四满
气穴
大赫
横骨
石关

或中

阴谷

涌泉
筑宾
寒溜
复溜
太溪
交信
照海
大钟
然谷
水泉

　　本经腧穴可主治泌尿系统、生殖系统、神经系统、呼吸系统、消化系统、循环系统等病症和本经所经过部位的病症，例如遗精、阳痿、带下、月经不调、哮喘、泄泻及下肢内侧疼痛等症。

本经共有27个穴位，起于足小趾下，斜行于足心(涌泉穴)，出行于舟骨粗隆之下，沿内踝后分出，入足跟，向上沿小腿内侧后缘，至腘内侧，上股内侧后缘入脊内(长强穴)，穿过脊柱，属肾，络膀胱。直行者：从肾上行，穿过肝和膈肌，进入肺，沿喉咙，到舌根两旁。分支：从左右股内侧后缘大腿根部分出，向前夹阴部两侧，至下腹部，沿腹部中线两侧（距正中线0.5寸）上行，夹脐，抵胸部前，直到锁骨下（俞府穴）。分支：从肺中分出，络心，注于胸中，交于手厥阴心包经。

常用穴位

[俞府穴]
锁骨下缘，前中间线旁开3指2寸。

[复溜穴]
太溪穴上3指2寸处。

[太溪穴]
内踝后1指5分处筋间凹陷中。

[涌泉穴]
足掌心前1/3凹陷中。

手厥阴心包经

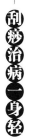

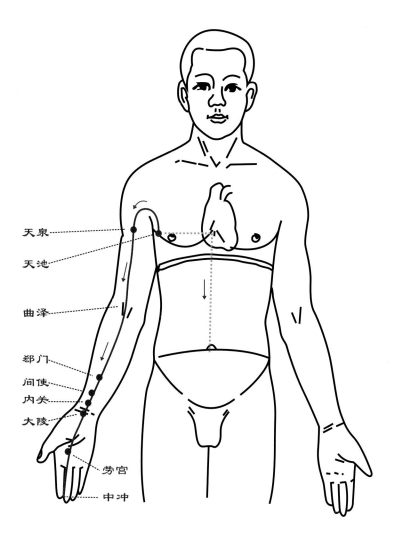

天泉

天池

曲泽

郄门

间使

内关

大陵

劳宫

中冲

本经腧穴可主治胸部、循环系统、神经系统和本经经脉所经过部位的病症，例如心痛、心悸、心胸烦闷、癫狂、呕吐、热病、疮病及肘臂挛痛等。

本经共有9个穴位，起于胸中，出属心包络，向下穿过膈肌，依次络于上、中、下三焦。分支：从胸中分出，横行至腋下３寸处(天池穴)，向上抵腋，沿上肢内侧中线入肘，过腕部，至掌中(劳宫穴)，循中指桡侧，出其端(中冲穴)。分支：从掌中分出，沿无名指尺侧出其端(关冲穴)，交于手少阳三焦经。

常用穴位

（天泉穴）
腋前皱襞尽头下３指2寸处。

（曲泽穴）
肘横纹中间凹陷处，屈肘仰掌取之。

（内关穴）
腕横纹上３指2寸。

（劳宫穴）
手掌中间凹陷处，握拳屈指中指指尖对应处。

手少阳三焦经

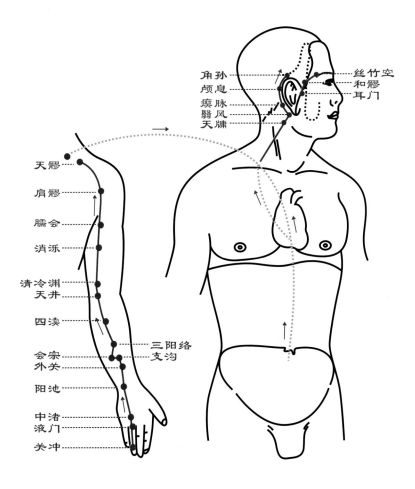

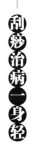

角孙
颅息
瘈脉
翳风
天牖

丝竹空
和髎
耳门

天髎
肩髎
臑会
消泺
清冷渊
天井
四渎
会宗
三阳络
支沟
外关
阳池
中渚
液门
关冲

　　本经腧穴主治热病、头面五官病症和本经经脉所经过部位的病症，例如头痛、耳聋、耳鸣、目赤肿痛、颊肿、水肿、小便不利、遗尿以及肩臂外侧疼痛等症。

本经一侧有23个穴位，起于无名指尺侧端(关冲穴)，向上经手腕背面，沿前臂外侧中线，即尺骨、桡骨之间，过肘尖，沿上臂外侧至肩部，向前入缺盆，布于膻中，散络心包，穿过膈肌，依次属上、中、下三焦。分支：从膻中分出，上行出缺盆，至肩部，左右交会于大椎，上行至项，沿耳后(翳风穴)，直上耳上角，再屈曲向下经面颊部至目眶下。分支：从耳后分出，进入耳中，出走耳前，经上关穴前，在面颊部与前一分支相交，至目外眦(瞳子髎穴)，交于足少阳胆经。

常用穴位

（角孙穴）
耳廓最高点入发际处。

（丝竹空穴）
眉尾外凹陷处。

（耳门穴）
耳屏上切迹前方凹陷处。

（肩髎穴）
锁骨肩峰后缘下，举臂时呈凹陷处。

（外关穴）
腕横纹上3指2寸。

（阳池穴）
腕横纹中点凹陷处。

足少阳胆经

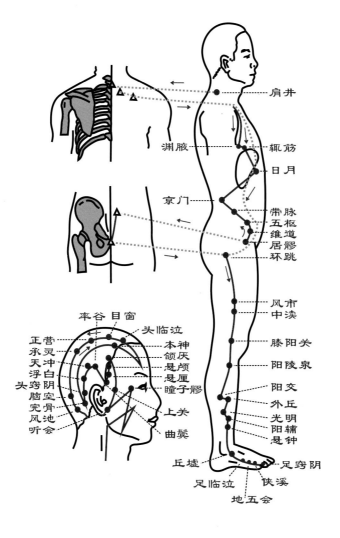

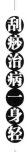

肩井

渊腋

辄筋

日月

京门

带脉
五枢
维道
居髎
环跳

风市
中渎

膝阳关

阳陵泉

阳交
外丘
光明
阳辅
悬钟

率谷 目窗

头临泣

营灵冲白阴空骨池会

正承天浮脑完风听

头窍脑完风听

本神
颔厌
悬颅
悬厘
瞳子髎

上关

曲鬓

丘墟

足窍阴

侠溪

足临泣

地五会

本经腧穴可主治头面五官病症、神志病、热病以及本经脉所经过部位的病症，例如口苦、目眩、头痛、颔痛、腋下肿、胸胁痛、缺盆部肿痛、下肢外侧疼痛等。

本经共有44个穴位，起于目外眦(瞳子髎穴)，上至头角(颔厌穴)，向下到耳后(完骨穴)，再折向上行，经额部至眉上(阳白穴)，又向后折至风池穴，沿颈下行至肩上，左右交会于大椎穴，前行入缺盆。分支：从耳后进入耳中，出走于耳前，至目外眦后方。分支：从目外眦分出，下行至大迎穴，同手少阳经分布于面颊部的支脉相合，行至目眶下，又折向后下方，过颊，下颈，与前脉合于缺盆后，入体腔下行胸中，穿过膈肌，络肝，属胆，沿胁里浅出气街，绕毛际，横行至环跳穴处。直行者：自缺盆下行至腋，沿胸侧，过季胁，下行至环跳穴处与前脉会合，再向下沿大腿外侧、膝关节外缘，行于腓骨前面，直下至腓骨下端，浅出外踝之前，沿足背行至第四趾外侧端(足窍阴穴)。分支：从足背(临泣穴)分出，前行出足大趾外侧端，折回穿过爪甲，分布于足大趾爪甲后毫毛处，交于足厥阴肝经。

瞳子髎穴
外眼角后5分。

风池穴
虎口在耳下，大拇指尖处取穴。

肩井穴
肩上，大椎穴与肩峰连线的中点。

带脉穴
侧腹部，约章门穴下2指1.8寸。

环跳穴
侧卧屈足，大转子后陷处。

风市穴
直立垂手中指尖下。

阳陵泉穴
膝下腓骨头前下方凹陷处。

光明穴
足外踝上5寸，两骨之间。

常用穴位

足厥阴肝经

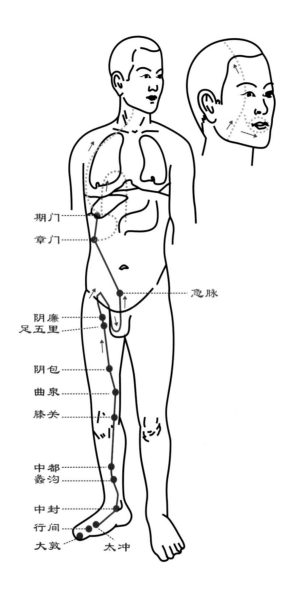

期门
章门
急脉
阴廉
足五里
阴包
曲泉
膝关
中都
蠡沟
中封
行间
大敦
太冲

　　本经腧穴主治肝胆系统、泌尿系统、生殖系统、神经系统、眼科病症和本经经脉所经过部位的疾病，例如胸胁痛、少腹痛、疝气、遗尿、小便不利、遗精、月经不调、头痛目眩、下肢痹痛等症。

刮痧治病一身轻

本经一侧有14个穴位（左右两侧共28穴），其中12穴分布于腹部和胸部，12穴在下肢部。起于足大趾爪甲后丛毛处，向上沿足背至内踝前1寸处(中封穴)，向上沿胫骨内缘，在内踝上8寸处交出足太阴脾经之后，上行过膝内侧，沿大腿内侧中线进入阴毛中，绕阴器，至小腹，挟胃两旁，属肝，络胆，向上穿过膈肌，分布于胁肋部，沿喉咙的后边，向上进入鼻咽部，上行连接目系，出于额，上行与督脉会于头顶部。分支：从目系分出，下行于颊里，环绕在口唇的里边。分支：从肝分出，穿过膈肌，向上注入肺，交于手太阴肺经。

常用穴位

（期门穴）
乳头直下，第六七肋间隙。

（章门穴）
第十一肋端，屈肘合腋时肘尖正对处。

（蠡沟穴）
内踝尖上5寸，当胫骨内侧面中央。

（太冲穴）
第一二趾骨间，向上2指1.5寸。

参考文献

1.吕季儒，吕芳宜. 吕教授健康法400种病临床医典. 西安：陕西科学技术出版社，2004.

2.杨继红. 无痛刮痧. 太原：山西科学技术出版社，2011.

3.孙广仁，郑洪新. 中医基础理论. 北京：中国中医药出版社，2017.

4.王国顺，曹国军，王炯. 刮痧基本技能. 北京：中国工人出版社，2009.

图书在版编目（CIP）数据

刮痧治病一身轻/杨继红主编.-- 太原:山西科学技术出版社,2020.12
ISBN 978-7-5377-6001-0

Ⅰ.①刮… Ⅱ.①杨… Ⅲ.①刮搓疗法 Ⅳ.①R244.4

中国版本图书馆CIP数据核字(2019)第293711号

刮痧治病一身轻
Guasha Zhibing Yishenqing

出 版 人	赵建伟
主　　编	杨继红
责 任 编 辑	郝志岗
封 面 设 计	吕雁军

出 版 发 行	山西出版传媒集团·山西科学技术出版社
	地址：太原市建设南路21号　邮编：030012
编辑部电话	0351-4922072
发行部电话	0351-4922121
经　　销	各地新华书店
印　　刷	山西基因包装印刷科技股份有限公司

开　　本	889mm×1194mm　1/16
印　　张	8.75
字　　数	102千字
版　　次	2020年12月第1版
印　　次	2020年12月山西第1次印刷
书　　号	ISBN 978-7-5377-6001-0
定　　价	46.00元